DES MALADIES

DE L'OEIL,

CONFONDUES SOUS LES NOMS

D'AMAUROSE, GOUTTE SEREINE PARALYSIE, AMBLYOPIE, ETC.

MOYENS DE RECONNAITRE LES ALTÉRATIONS DES DIVERSES MEMBRANES ET HUMEURS DU GLOBE OCULAIRE, LES AFFECTIONS DU CERVEAU ET AUTRES QUI CAUSENT LE TROUBLE, L'AFFAIBLISSEMENT ET LA PERTE DE LA VUE, DE LES PRÉVENIR ET DE LES GUÉRIR, AVEC UN PRÉCIS D'HYGIÈNE OCULAIRE.

Par M. T. DROUOT,

Docteur en médecine de la faculté de Paris, professeur d'ophthalmologie, etc

OUVRAGE PUBLIÉ D'APRÈS LES COURS PUBLICS DE L'AUTEUR

pour faire suite au

TRAITÉ DES CATARACTES

(Altérations de la transparence du cristallin et de la capsule).

SANS OPÉRATIONS CHIRURGICALES.

Qui nubes et amblyopiam solvit, suffu-
sionem amaurosinve curavit, medicus.

PARIS,

CHEZ L'AUTEUR,

RUE NEUVE DE LUXEMBOURG, 35.

CHEZ BOHAIRE, LIBRAIRE,

BOULEVARD DES ITALIENS ;

ET CHEZ LES LIBRAIRES DE L'ÉCOLE DE MÉDECINE.

1841

PARIS.—IMP. DE MOQUET ET COMP., 90, RUE DE LA HARPE.

DES MALADIES

DE L'OEIL.

DES MALADIES

DE L'OEIL,

CONFONDUES SOUS LES NOMS

D'AMAUROSE, GOUTTE SEREINE PARALYSIE, AMBLYOPIE, ETC.

MOYENS DE RECONNAITRE LES ALTÉRATIONS DES DIVERSES MEMBRANES ET HUMEURS DU GLOBE OCULAIRE, LES AFFECTIONS DU CERVEAU ET AUTRES QUI CAUSENT LE TROUBLE, L'AFFAIBLISSEMENT ET LA PERTE DE LA VUE, DE LES PRÉVENIR ET DE LES GUÉRIR, AVEC UN PRÉCIS D'HYGIÈNE OCULAIRE.

Par M. T. DROUOT,

Docteur en médecine de la faculté de Paris, professeur d'ophthalmologie, etc.

OUVRAGE PUBLIÉ D'APRÈS LES COURS PUBLICS DE L'AUTEUR

pour faire suite au

TRAITÉ DES CATARACTES

(Altérations de la transparence du cristallin et de la capsule).

SANS OPÉRATIONS CHIRURGICALES.

*Qui nubes et amblyopiam solvit, suffu-
sionem amaurosinve curavit, medicus.*

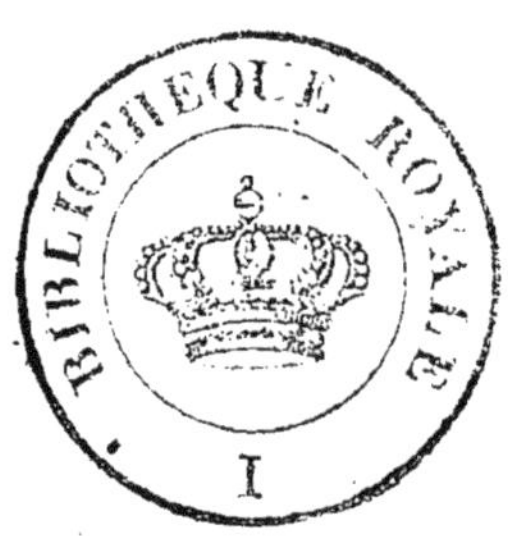

PARIS,

CHEZ L'AUTEUR,

RUE NEUVE DE LUXEMBOURG, 35.

CHEZ BOHAIRE, LIBRAIRE,

BOULEVARD DES ITALIENS ;

ET CHEZ LES LIBRAIRES DE L'ÉCOLE DE MÉDECINE.

1841

A Monsieur le Docteur

BOUCHE DE VITRAY,

Membre de la Société de médecine de Bordeaux, médecin des
dispensaires, etc.. etc.

*Je vous offre ce travail, à vous, mon cher ami, qui êtes
né médecin comme d'autres sont nés poëtes.*

DROUOT.

PROLÉGOMÈNES.

———

Dans un premier volume nous avons publié,
l'année dernière, l'histoire des altérations de
la transparence du cristallin et de ses annexes,
affections désignées sous le nom de *cataractes*;
et nous avons proposé de substituer aux opérations chirurgicales une thérapeutique plus
exacte, déduite de la connaissance des causes, des
symptômes, des complications, qui leur donnent
naissance ou les accompagnent dans leur développement, prétendant que, si les oculistes d'un côté,
les chirurgiens de l'autre, étaient tombés d'accord
sur l'impuissance des moyens et des substances
médicinales, c'était parce que les uns et les autres
avaient négligé de se livrer à des études spéciales
sur la nature, les fonctions et les dépendances du
cristallin et de la capsule; inattentifs à l'étiologie

organique et générale , étrangers surtout à la symptomatologie qu'ils ont sans cesse confondue, et empiriques dans l'application des moyens théra-peutiques; c'est-à-dire , les mettant en œuvre sans indications *positives* et *rationelles*.

Ce qu'on a appelé prétention de notre part, ce reproche qu'on nous adresse tous les jours de vou-loir guérir les cataractes *sans opération chirurgi-cale* , nous n'y répondons que par les faits. La preuve qu'on peut guérir les cataractes par des moyens ou des remèdes internes et externes, c'est que les malades aveugles , ceux chez lesquels l'o-pacité a envahi la lentille tout entière, recouvrent la vue par la résolution seule de ces mêmes opa-cités. En nous prononçant ainsi , nous avançons plus que nous ne sommes obligé de prouver ; car, pour établir la possibilité de la cure des opacités du cristallin ou de la capsule (1) par les ressour-ces de la médecine , nous ne sommes point obligé d'attendre que les cataractes soient *complètes* et le malade non plus.

A part les recherches de M. Ribes sur les fonc-

______

(1) C'est ce que nous entendons par cataracte, et non cel-les qui sont complètes *depuis plusieurs années*, comme di-sent et feignent de croire *nos dignes et loyaux adversaires*, tous gens qui font de *la science* et non de la *chirurgie spé-culative....* comme on sait.

tions physiologiques des tissus internes de l'œil, et les observations de M. de Walter sur la phlegmasie de la cristalloïde ; que nos antagonistes, nos confrères en médecine oculaire, nous disent sur quelles raisons ils s'appuient pour affirmer l'impossibilité de procurer la guérison des affections auxquelles ils donnent eux-mêmes le nom de cataractes, par des moyens qui excluent les procédés opératoires ? Qui d'entre eux, dans leurs ouvrages, copie fidèle de ceux de leurs devanciers, a eu d'autre but que la perfection des instruments de chirurgie ? Quel a été médecin, avant d'être opérateur ? Ont-ils même défini ce que c'était qu'une cataracte , et quand on devait ce nom à la capsulite ? Quel d'entre eux n'a pas confusément aggloméré les symptômes subjectifs et objectifs de ces affections ? Où trouve-t-on des recherches sur la lentite ? Quel est même l'oculiste qui , pour mieux juger des altérations des parties post-pupillaires, a soin de s'aider des moyens d'optique que nous avons tant recommandés, et qui seuls avancent tant le diagnostic ? Quels essais ont-ils tentés avant de se prononcer ainsi ? Sans doute , tous ont cherché un moyen, et ce n'est pas un moyen , mais des moyens qu'il fallait chercher pour guérir les cataractes , et ce sont tous les moyens qu'il faut savoir employer pour y parvenir. Nous allons exposer maintenant nos principes sur les affections confondues sous

les noms d'amaurose, paralysie, amblyopie, réti
nite, etc. Faisons d'abord observer qu'en ophtalmologie on s'est toujours appliqué à guérir la cécité et
non à la prévenir ; qu'on a écrit de gros et longs
volumes sur l'amaurose complète, et pas un seul
chapitre sur l'amblyopie ou l'amaurose commençante. Le mot grec αμαυρος veut dire *osbcur ;* ωψ,
œil, œil trouble. Hippocrate parle du *trouble des
yeux,* αμανρόσις ομματων. Ονδε αλαοςχοπιην ειχε χρειων εννο-
σιγτων, dit Homère. Mais Neptune n'était point atteint d'alaoscopie (αλαος, *cæcus ;* σκοπος, *spectator*).

Celse a donné le nom d'amaurose, *amaurosis,*
à la cécité , quand le cristallin était resté exempt
d'altération.

Ne cherchez point dans ces étymologies une définition de cette maladic. Une chose qui nous a
longtemps paru difficile à comprendre, c'est comment, après que tant d'hommes justement célèbres,
tant de médecins éclairés , ont écrit sur les maladies des yeux, cette partie de la médecine oculaire
est restée si longtemps stationnaire? Qu'entend-on
par l'amaurose ? Une cécité complète ou incomplète par suite de l'altération des parties nerveuses
qui procèdent à l'exercice de la vision (Weller,
page 10, *Traité des maladies des yeux*). Parcourez les ouvrages des ophtalmologistes , tous
font de l'amaurose une véritable maladie dont ils
s'évertuent à donner une définition; tous en expo-

sent les causes , en confondent les symptômes et
s'égarent dans l'inextricable labyrinthe de la spé-
cificité de mille agents thérapeutiques. Bien loin de
rechercher à quelles modifications pathologiques
des divers tissus internes de l'œil il est nécessaire
de remédier , et par quelles indications curatives ,
tous étudient comment on peut ranimer la vue
éteinte , guérir la cécité. Ne font-ils pas absolument la même chose que le thérapeuticien qui
commencerait par exposer les causes , les symptômes et les traitements de la gangrène , avant de
faire l'histoire de l'inflammation; qui traiterait de
la paralysie avant d'exposer les symptômes de la
névrite ou des névralgies : de l'apoplexie sanguine
avant de parler des congestions cérébrales ; et ne
prennent-ils pas la terminaison d'une affection
pour une maladie, un symptôme de désorganisation souvent, pour un symptôme de suspension de
fonctions organiques; ne confondent-ils pas l'effet
avec la cause ? L'amaurose ou la cécité n'est que
la suite de l'amblyopie, comme l'amblyopie n'est
que le résultat des altérations organiques ou physiologiques, des diverses parties qui concourent à
l'exercice des fonctions visuelles. Chercher à définir l'amaurose , c'est vouloir définir l'effet , sans
tenir compte de la cause ou avant celle-ci : que les
tissus oculaires nerveux , la rétine par exemple,
soient affectés d'une manière primitive, secondaire

ou sympathique , dès que le malade accuse un affaiblissement de la vue ou la cécité , on le déclare
affecté d'amaurose ou d'amblyopie; or l'amblyopie
c'est la cécité *imparfaite* , le trouble de la vue
(αμβλυς, trouble) ; l'amaurose c'est la cécité *complète*, c'est absolument la même chose que si l'on
déclarait que le malade n'y voit pas ou qu'il voit
moins : *on s'en contente.*

Certes, nous croyons sans peine qu'il a été difficile et même impossible de proposer une classification satisfaisante et de donner une définition claire,
simple, précise et constante, *genere proximo et
differentiâ maxime propriâ* , de l'amaurose aux
mille causes, de l'amaurose aux mille symptômes,
de l'amaurose terminaison de diverses altérations
organiques ; mais faire l'histoire des modifications
pathologiques du système nerveux oculaire, de
celles de la rétine, du nerf optique et du cerveau
primitives ou consécutives aux phlegmasies, aux
affections des divers tissus internes de l'œil ; sympathiques de celles des autres organes de l'économie,
classer les divers symptômes *subjectifs* ou *objectifs*;
dire quels accusent la névrite, quels les névralgies, quels les congestions sanguines, quels l'asthénie rétinienne, comment on reconnaît que la sclérotique, la choroïde, l'iris, la capsule, l'hyaloïde
s'irritent et s'enflamment antérieurement, simultanément ou à la suite de la phlogose de la rétine,

quels signes nébulopsiques ou myodéoptiques se rapportent aux humeurs oculaires, mobiles ; ou aux membranes qui les sécrètent, fixes : comment on démêle dans l'amblyopie même les causes morbides organiques du globe oculaire des causes morbides générales, quelles indications on peut tirer de l'étiologie et de la symptomatologie pour la thérapeutique, n'est-ce pas faire l'histoire de l'amaurose ou plutôt des affections amauroti- ques, l'histoire de la cécité et des causes qui peu- vent l'occasionner ou la déterminer ? A la manière dont les opthalmologistes ont traité de l'amaurose, il semblerait que la cécité est chose inévitable, et que de même qu'on n'opère les cataractes qu'à leur *maturité*, de même on doit et on peut guérir l'a- maurose quand la cécité est confirmée. Les cas d'amaurose subite, de paralysie ou de désorgani- sation soudaine sont aussi rares que les cas d'a- maurose consécutive à l'amblyopie sont fréquents.

Depuis Hippocrate jusqu'à Boerhaave les ma- ladies désignées sous le nom d'amaurose, la cécité sans trouble, sans altération de la pupille, ont été peu étudiées et peu connues; on attribuait aux altérations du nerf optique les principales causes de la cécité ; personne n'avait soupçonné combien les phlegmasies des divers tissus internes de l'œil pou- vaient influencer la rétine. Saint-Yves, chirurgien juré de Saint-Côme (1741), est le premier qui ait

prêté attention à la choroïde et à ses altérations ;
Boerhaave lui-même était si peu familiarisé avec
l'habitude d'étudier les signes objectifs des milieux
transparents du globe-oculaire, qu'il dit dans ses
leçons sur les maladies des yeux : « Personne ne
» peut voir les altérations de la rétine, car si on
» apercevait quelque chose derrière la pupille, on
» dirait qu'il existe une cataracte. »

Ce n'est que depuis les travaux de Bichat sur l'a-
natomie générale et les théories de Broussais que la
science ophtalmologique s'est agitée à la suite de
l'impulsion communiquée aux autres branches de
la médecine ; les ophtalmologistes modernes, Beer,
Walter, Weller, Graæfe, Benedict, Langenbeck,
Mackensie se sont appliqués surtout à l'étude de
l'irritation phlegmasique des membranes du globe
oculaire ; mais tous, théoriciens systématiques,
procédant de principes vrais et positifs dans les premières périodes des affections inflammatoires à des
conclusions trop étendues, logiciens dont les con-
séquences sont souvent plus grandes que les pré-
misses, supérieurs dans la recherche des causes
irritatives ; observateurs inattentifs en symptomatologie, stationnaires dans la thérapeutique, là où
s'arrête la doctrine des phlegmasies cesse en même
temps le rationalisme de leurs moyens curatifs.
Sans doute dans toutes les phlegmasies la première indication est de leur opposer une médica-

tion antiphlogistique active et mesurée cependant;
mais dans les inflammations des tissus internes de
l'œil, il ne faut point purger le malade et le *passer*
au mercure ; il est des moyens d'agir non-seulement sur les diverses membranes, mais même
sur les diverses parties qui composent chacune en
particulier, de surexciter l'action de tous les organes, d'appeler leur concours à la guérison des
maladies oculaires, d'aider au rétablissement des
fonctions organiques. Sans doute la thérapeutique professée par les disciples de l'auteur de la
doctrine physiologique est suffisante dans un
grand nombre d'affections aiguës ; mais les modifications pathologiques du globe oculaire constituant
plus souvent des maladies chroniques, des sub-in-
flammations, des asthénies, etc., sont souvent dépendantes et consécutives les unes aux autres, sympathiques d'affections générales ; que si dans ces
circonstances on met en action la puissance dite
spécifique, les vertus classées des médicaments,
sans se rendre compte d'une manière positive de
l'effet qu'on a droit d'en attendre, du mode de
leur action, là où finit la thérapeutique des phlegmasies commence l'empirisme.

Non pas que nous prétendions encore expliquer la manière d'agir, les propriétés particu-
lières de chaque substance médicinale dans
toutes les circonstances et sur tous les indi-

vidus : mais parce que l'expérience nous a appris et les faits nous ont confirmé, que la science de la matière médicale, que la classification des substances médicinales (que nous sommes cependant forcé d'adopter pour être intelligible) ne peuvent que bien rarement profiter à la guérison des maladies des tissus internes de l'œil. Parcourez cependant les traités d'ophtalmologie; cherchez quelles sont les substances préconisées contre l'amaurose, et voyez quel est l'auteur qui, en leur attribuant des guérisons, a su rendre compte de la manière dont ont pu se rétablir les fonctions organiques ?

Nous avons avancé dans le traité des cataractes que la médecine iatraleptique était la plus positive et la plus puissante dans le traitement des maladies des yeux ; nous ajouterons que les classifications scholastiques de la matière médicale ne peuvent que rendre le médecin iatralepte incertain dans le choix des substances, irrésolu dans leur application, et douteux de son art et de lui-même; les propriétés physiques et chimiques des médicaments, des substances minérales, des principes immédiats végétaux ou animaux qui ont été divisés en astringents, toniques, excitants, narcotiques, stupéfiants, antispasmodiques, etc., etc., agissent souvent en sens inverse de l'intention dans laquelle on les applique, selon les doses, la période phlegmasique, les susceptibilités organiques, etc. Un médicament est inerte ou actif ; dans ce dernier cas il doit produire un effet, déterminer un ou plusieurs symptômes subjectifs ou objectifs, favorables ou nuisibles ; voilà ce qui doit guider le médecin ophtalmologiste en attendant qu'il existe un *traité de thérapeutique iatraleptique* ; dans le premier cas , il est inutile d'y avoir recours.

Le traitement des affections du globe interne de l'œil par l'absorption cutanée est le complément rationel de celui qui est indiqué pendant leur état phlegmasique ; il commence là où finit celui-ci : quelle que soit la substance dont le médecin a fait choix , si elle est active , si elle est absorbée , une heure après environ , selon les doses et les susceptibilités organiques, elle peut produire un effet. N'a-t-on pas prétendu que certains agents excitants ou résolutifs procuraient, appliqués sur le front et les paupières, l'absorption des exsudations plastiques déposées dans les chambres de l'œil dans l'espace d'une heure ou deux, et successivement, à mesure qu'elles se formaient? Cette méthode iatraleptique expose moins que toute autre, rend le médecin plus sûr de lui-même, les améliorations plus positives et faciles à rapporter aux agents médicinaux qui les ont déterminées. Si la première indication dans le traitement des affections in-

flammatoires est d'opposer un traitement antiphlogistique ; alors qu'on est parvenu à ce
résultat, qu'on a procuré la cessation des symptômes phlegmasiques, il reste encore autant à
faire, il faut aider la résolution des divers produits inflammatoires, remédier à l'afflux trop considérable du sang dans les divisions artérielles, à
l'engorgement des capillaires veineux et lymphatiques, calmer ou surexciter la sensibilité nerveuse, et mettre en usage divers moyens généraux
propres à faire concourir les divers organes de
l'économie à la guérison de la maladie du globe
oculaire.

Les causes des modifications pathologiques qui
peuvent occasionner l'altération de la faculté
visuelle sont en général faciles à reconnaître
au début ; le malade les accuse toujours s'il est
bien interrogé ; mais quels que soient le tissu ou les
humeurs de l'œil qui s'altèrent, quelles parties
mêmes de ces divers tissus, il se produit des signes sensibles au malade, ou des altérations qu'il
est possible de distinguer à l'œil nu ou aidé d'un
instrument d'optique. Ces symptômes, étudiés avec
soin (et nous les avons rapportés aux organes qui
peuvent les produire), mettent sûrement le médecin sur la véritable voie des indications curatives ; ils rendent seuls la médecine positive et
rationnelle. Les tissus nerveux, sanguins, lym-

phatiques , séreux qui forment le globe oculaire éprouvent en général des modifications diverses selon la cause qui influence l'un d'eux d'une manière primitive ; ainsi l'afflux trop considérable de sang artériel surexcite les nerfs, trouble les fonctions des exhalants et des absorbants, altère la diaphanéité des humeurs, détermine l'engorgement des capillaires veineux, etc. L'indication n'est pas seulement alors de diminuer l'afflux du sang, de procurer une déplétion générale ou locale ; c'est de l'ensemble de ces considérations générales que le médecin ophtalmologiste doit déduire les divers moyens curatifs ; c'est d'après l'effet qu'il en obtient qu'il les modifie ou insiste sur leur application.

Nous avons divisé les affections amaurotiques, celles qui par l'altération primitive , secondaire ou sympathique du système nerveux de l'œil, déterminent le trouble, l'affaiblissement ou la perte de la vue, en altérations de la rétine, du nerf optique et du cerveau : souvent l'amaurose est cérébrale, souvent elle est rétinienne ; rarement elle dépend des modifications du nerf optique.

Nous avons fait un *exposé symptomatique* nouveau, rapportant chaque signe pathologique aux parties des tissus, aux humeurs, aux organes auxquels ils se rapportent réellement. Que la rétine ou le cerveau ou le nerf optique soient le siége primitif de l'affection, nous avons proposé les moyens de le reconnaître et de remonter aux causes et surtout aux complications. Quant à la thérapeutique, elle n'est, selon nous, que la conclusion d'un argument dont les causes et les symptômes sont les propositions. Que, d'après nos principes, ces maladies soient celles que le médecin est le plus assuré de guérir c'est ce dont pourront facilement se convaincre ceux qui en essaieront l'application, s'aidant, pour les mieux reconnaître au début, des instruments d'optique dont nous avons tant recommandé l'emploi; jugeant et pensant par eux-mêmes, et faisant sans le dire ce que les prétendus oculistes ont dit sans le faire, c'est-à-dire guérissant les malades au début et dans le cours des affections qui peuvent déterminer la cécité.

DES AFFECTIONS CONFONDUES

D'AMBLIOPIE, AMAUROSE, ETC.

CHAPITRE I.

Des affections amaurotiques.

Nous comprenons sous le nom d'affections amaurotiques celles qui, à part les altérations de la transparence du système cristallinien, peuvent occasionner le trouble, l'affaiblissement ou la perte de la vue par suite des modifications pathologiques de la rétine, du nerf optique ou de cette partie du cerveau qui est le centre de l'intuition oculo-cérébrale.

Tant que la cécité est *incomplète,* elle conserve le nom d'*amblyopie;* le mot *amaurose* n'est employé dans cet ouvrage que pour désigner la cécité *complète.*

Le malade est aveugle ou *amaurotique,* quand

il ne peut plus reconnaître aucun objet (voir, *videre, cernere, intueri*, ιδειν).

Faire l'histoire des affections amaurotiques, ce n'est pas décrire les maladies comprises sous les noms d'amaurose, goutte-sereine, paralysie, etc. , par les ophtalmologistes nos devanciers ; mais c'est exposer les causes, spécifier les symptômes, scinder les complications , apprécier les altérations organiques qui ont précédé ou accompagné ces affections et en déduire une thérapeutique générale et spéciale tout à la fois.

« La raison, a dit Beer, pour laquelle on par-
» vient si rarement à guérir l'amaurose, provient
» de l'imperfection de l'étiologie, de ses complica-
» tions et du peu de soin que prennent les méde-
» cins de l'étudier *comme il faut.* »

L'amaurose comme l'amblyopie n'étant que le résultat nécessaire des altérations des fonctions organiques ou de la suspension des fonctions physiologiques du système nerveux oculo-cérébral, nous allons étudier successivement les modifications pathologiques de la rétine, du nerf optique et celles du cerveau.

CHAPITRE II.

De la Rétinite.

Nous comprenons sous le nom de rétinite toutes les affections des tissus divers qui entrent dans la texture de la rétine.

La rétinite peut être primitive ou secondaire.

La rétinite est déterminée :

1° Par l'irritation *inflammatoire* du tissu nerveux ; *névrite de la rétine.*

2° Par un fluxus trop considérable de fluide sur les cordons nerveux, *névrose de la rétine.* Ces deux affections réunies constituent les *névralgies rétiniennes.*

3° Par un afflux trop considérable de sang dans les divisions de l'artère centrale de la rétine, *rétinite congestive sanguine.*

4° Par l'épuisement de l'irritabilité nerveuse, la cessation d'action du fluide nerveux, asthénie, paralysie de la rétine.

5° Par l'inflammation de la membrane séreuse de la rétine, *rétinite rhumatismale.*

1° La phlogose du tissu nerveux de la rétine ; la nevrite rétinienne quand elle est primitive, se déclare tout-à-coup, sans prodromes, et reconnaît pour cause l'action trop vive et quelquefois subite des rayons lumineux, *stimulus naturel* des globules nerveux, *pabulum retinæ*.

L'œil frappé par la lumière éprouve une douleur vive, aiguë, continue, accompagnée de chaleur; cette douleur est fixe, elle occupe le centre de l'orbite, s'apaise à l'obscurité, se ravive sous l'influence des plus faibles rayons lumineux, est surexcitée par une pression même légère exercée sur les paupières; elle s'accompagne de photopsie, souvent de céphalalgie, et même quelquefois de fièvre.

Aussitôt que l'œil s'est senti irrité, le malade a éprouvé un éblouissement; il a fermé les paupières, puis quand il a cherché à les rouvrir, il est resté, selon l'intensité de l'affection, frappé de cécité, d'amblyopie ou d'un trouble considérable de la vue.

Cette impression trop vive, cette action trop intense, et pour ainsi dire mécanique, des rayons lumineux sur les cordons nerveux de la rétine, les dispose, en décussant les globules qui les forment, à s'altérer dans leurs fonctions physiologiques ou à franchir la limite indescriptible qui sépare l'irritation organique de la phlegmasie ou de l'irritation inflammatoire; de là peut provenir une paralysie partielle ou complète de la rétine ou une névrite rétinienne. Souvent encore si la cause est peu intense, l'affection se termine en quelques heures, en quelques jours par le rétablissement des fonctions organiques. Les personnes qui, sous le soleil ardent de l'été, entreprennent, inaccoutumées, de longues courses; les habitants des contrées septentrionales de l'Europe quand la neige couvre la terre pendant plusieurs mois, ceux qui vont en Égypte, en Grèce, sous les tropiques, etc., qui fixent inconsidérément le soleil, qui s'exposent sans précaution à l'action de fourneaux embrasés, qui passent subitement d'un lieu très obscur au soleil ou à une vive lumière, sont fréquemment affectés de *névrite de la rétine.* Que si cette irritation nerveuse phlegmasique sollicite un afflux trop considérable de sang dans les divisions de l'artère centrale de la rétine, l'affection alors se complique; il existe à la fois une névrite et une rétinite congestive qui suivent une marche aiguë, sub-aiguë ou chronique, et peuvent donner naissance à la maladie désignée par les ophtalmologistes sous le nom d'*ophtalmie interne de l'œil,* inflammation générale des tissus qui composent le globe oculaire.

L'action de corps contondants, les piqûres, les blessures de l'œil, l'opération de la cataracte, de la pupille artificielle, etc., peuvent encore occasionner la névrite de la rétine, dont les photopsies sont le symptôme proto et idio-pathique.

Cette affection se déclare également sous l'influence d'un travail des yeux trop prolongé à une vive lumière ou même à l'obscurité; elle est sou-

vent la suite d'efforts de vision, d'études microscopiques, de la surexcitation de la rétine enfin.

2° La névrose de la rétine, l'afflux trop considérable de fluide nerveux, peut être primitive ou
secondaire : primitive, cette affection se déclare
par une douleur vive, subite, lancinante, qui en
peu de temps acquiert toute son intensité, s'irradie
aux sourcils, aux tempes, à la tête, s'apaise, est
surexcitée de nouveau, n'augmente pas par la
pression exercée sur les paupières, affecte le type
intermittent, n'est pas *nécessairement* accompagnée de *photopsies*, mais de *photophobie*. Cette
douleur ou plutôt ces douleurs se traduisent en
élancements rapides, en secousses électriques; c'est
souvent un sentiment de brûlure, de dilacération;
il semble, disent les malades, *qu'on leur porte des
coups de canif dans les yeux*. Cette affection est
exempte de fièvre (quand elle est primitive et
simple).

Les causes de la névrose primitive sont les mêmes que celles de la névrite : quand elle est secondaire ou sympathique, ce sont celles qui agissent
sur les organes malades de l'économie.

L'expérience et l'observation attentive des faits
établissent que ces deux modes d'irritation nerveuse
peuvent se produire isolés, indépendants l'un de
l'autre, ensemble ou simultanément, présenter un
mélange d'irritation phlogistique et de congestion

du fluide nerveux. Nous voyons, en effet, selon les causes et leur intensité et les dispositions organiques individuelles, la névrite de la rétine déterminer la névrose, et *vice versâ*. La névrose cependant, même dans ses plus violents paroxysmes, ne fait ordinairement surgir aucun symptôme de névrite, aucune photopsie.

Les névralgies de la rétine peuvent être consécutives à des causes occasionelles; les contusions, les blessures, le froid humide, le rhumatisme nerveux, les affections morales, les névralgies des autres organes les déterminent fréquemment. Les femmes sont plus sujettes aux névroses, les hommes aux névrites; ces névralgies finissent ordinairement par se compliquer de rétinite congestive sanguine. Il est bon de faire remarquer que l'action trop vive des rayons lumineux détermine moins les névralgies de la rétine, que la soudaineté de l'impression, que la concussion des globules nerveux par les globules de lumière. On parvient peu à peu à s'accoutumer à supporter des yeux une flamme éblouissante pour tout autre. Dans les usines, les fonderies de canon, les ouvriers acquièrent par l'habitude la faculté de fixer des laves brûlantes et de juger le degré de la fusion. Dans le passage subit de l'obscurité au grand soleil ou à une lumière éclatante, non-seulement la rétine éprouve un ébranlement nerveux considérable ; mais encore l'iris, dont les fonctions physiologiques sont de mesurer par une irritation réactionnelle les rayons lumineux à la susceptibilité de la rétine et du cerveau, et qui au besoin appelle à son aide la closure des paupières, ne peut assez rapidement produire ses mouvements d'extension déterminés par un afflux trop considérable de sang dans ses fibres érectiles qui contractent la pupille. Aussi dans la paralysie subite de l'œil produite par l'impression trop vive des rayons du soleil, par l'éclat des éclairs, etc., la pupille reste-t-elle toujours dilatée, mais mobile cependant, alors que les nerfs ciliaires n'ont subi aucune altération.

On trouve dans les auteurs, décrites sous les noms généraux d'amaurose ou d'amblyopie, un grand nombre d'observations de paralysies partielles ou complètes de la rétine, produites par les causes que nous avons exposées.

« Une jeune accouchée étant sortie d'une al-
» côve où elle était retenue depuis plusieurs jours,
» pour ouvrir la fenêtre, ressentit dans les yeux
» une impression si vive des rayons du soleil,
» qu'elle devint subitement aveugle, et ne put ja-
» mais guérir (Gerbesius). »

« J'ai vu, dit St.-Yves, un cuisinier perdre la
» vue en s'obstinant à rester devant un grand feu
» qu'il venait d'allumer, et une foule de personnes

» frappées de cécité, pendant qu'elles considéraient
» une éclipse de soleil. »

« Galien raconte que Denys-le-Tyran de Syra-
» cuse aveuglait (occæcabat) des prisonniers,
» qu'après avoir longtemps renfermés dans des
» cachots obscurs, il laissait s'introduire, avides de
» voir le jour, dans une prison exposée de tous
» côtés aux rayons ardents du soleil, et dans la-
» quelle on avait étendu de la chaux. »

On sait ce qui arriva aux soldats de Xénophon,
dans la retraite des dix mille. En Laponie, les habitants sont obligés de préserver leurs yeux contre
l'éclat de la neige, par des espèces de visières ou de
lunettes. Nous avons donné des soins à un enfant
qui est resté trois jours presque aveugle, pour
avoir allumé, la nuit, à la fois une grande quantité
d'allumettes phosphoriques.

Peu de personnes se sont appliquées à considérer des éclipses de soleil, sans avoir éprouvé des
symptômes plus ou moins intenses de névrite rétinienne.

Les névralgies de la rétine suivent une marche
aiguë, suraiguë et chronique, intermittente ou
périodique, dans le cours de laquelle se produisent
le trouble, l'affaiblissement de la vue, l'amblyopie
(ce qui est autre chose) et l'amaurose enfin.

La photophobie (φως, lumière ; φοϐος, crainte), ou
l'impression douloureuse que causent au malade

les rayons lumineux, est un symptôme *subjectif* et propre aux irritations nerveuses, organiques ou sympathiques de la rétine. Elle accompagne les névroses, et se modifie à leur intensité.

Il peut exister de la photophobie sans photopsies, mais non des photopsies sans photophobie. Il y a entre ces deux symptômes la même analogie qu'entre la névrose et la névrite, la surexcitation organique nerveuse et la phlogose.

Les photopsies (φως, lumière; οψις, vue) ou l'apparition aux yeux des malades de points enflammés, d'éclairs, d'étincelles, de dards lumineux, de stries illuminées, sont des signes symptomatiques *subjectifs* et constants de l'irritation inflammatoire du tissu nerveux de la rétine. L'ébranlement de la rétine leur donne momentanément naissance, un coup sur la face, le front, le globe de l'œil, etc.

Il n'existe jamais, ainsi que l'expérience le démontre, d'irritation aiguë, continue de la rétine, sans photopsies, et sans photophobie surtout. Les photopsies sont de deux espèces, *simples* ou *composées* : les photopsies *simples* consistent en des traits de feux, des étincelles, des points brillants qui passent soudainement sous les yeux pour se dissiper, et souvent aux moindres mouvements brusques des globes oculaires, par l'effet de la contraction instantanée seule des muscles de l'œil, d'une percussion légère sur les paupières (photopsies intermittentes). Les photopsies *composées* ne sont que des symptômes myodéopsiques compliqués des précédents, constants et toujours présents, plus ou moins sensibles cependant, des points, des taches, des fils, des roues, des chapelets illuminés. La névrite simple s'accompagne des premiers ; les seconds sont des produits phlegmasiques des milieux transparents de l'œil passés à l'état pathologique, souvent colorés de rouge, de brun, de jaune, par l'effet de l'altération, de la décomposition et de l'absorption imparfaite du sang artériel ou veineux.

La névrite congestive sanguine détermine toujours les photopsies composées, que ne sollicitent ni la névrose ni la névrite exemptes de complications. Ceux qui ont écrit avant nous sur l'ophtalmologie ne se sont point appliqués à reconnaître la valeur de ces signes pathologiques ; comme ils ont compris sous le nom d'amaurose un grand nombre de maladies différentes, ils ont nécessairement aussi confondu les symptômes.

L'oxiopie (ὀξύς, aigu; ὄψις, vue), la surexcitation de l'acuité de la vue, est un symptôme de névralgie de la rétine ; symptôme idiopathique, mais que déterminent aussi les phlegmasies de l'arachnoïde et du cerveau, les névrites et les névroses cérébrales. Le malade (à part les autres signes de phlogose oculaire) *voit mieux que jamais* ; sa vue est plus nette, plus distincte, plus étendue ; les objets lui apparaissent parfaitement dessinés ; les ombres les font plus saillants ; la séreuse de l'iris est sèche et brillante ; l'humeur aqueuse parfaitement transparente ; les fibres iritiennes dures et tendues, la pupille contractée (myosis) le regard est fixe. Il y a deux espèces d'oxiopie : l'une oculaire, l'autre cérébro-oculaire.

Dans toutes les névralgies *actives*, la pupille est resserrée. Il en est de même dans les rétinites congestives sanguines, tant que dure la période de la phlogose.

Lorsque l'hémiopie (ημι, moitié; οψις, vue), symptôme dans lequel les malades ne voient que la moitié ou une partie des objets, se déclare à la suite de la photophobie ou des photopsies dans l'invasion des névralgies rétiniennes, c'est qu'il existe déjà une paralysie partielle de certaines divisions nerveuses.

3° L'afflux trop considérable de sang dans les divisions de l'artère centrale de la rétine, dont quelques-unes se portent à la cristalloïde et à l'hyaloïde, la rétinite congestive, peut être primitive ou secondaire.

Primitive, cette affection se déclare de préférence chez les personnes qui présentent la prédominance sanguine, le tempérament sanguin *oculaire* ou *général*; chez celles dont le développement de l'arbre artériel est extrême, les contractions du cœur fortes et précipitées : les individus qui ont le front large et saillant, la face rouge ou injectée, le globe de l'œil volumineux ou très bombé, la conjonctive variqueuse ; la sclérotique parcourue de nombreuses vascularités artérielles et veineuses, l'iris brun, ses fibres dures, noueuses et tendues, la pupille un peu resserrée, la choroïde épaisse de pigment, qui éprouvent de légers obscurcissements de la vue, des éblouissements, une sensation de cuisson dans l'œil à la moindre application, qui après un repas copieux, l'usage du café, des liqueurs spiritueuses, ressentent vivement les battements des artères des sourcils, des paupières, des tempes, etc., etc., y sont prédisposés.

L'afflux trop considérable du sang dans les divisions artérielles de la rétine occasionne peu à peu la distension de ces capillaires, l'affaiblissement de leur contractilité, de leur mouvement péristaltique; les branches supérieures se distendent, s'obstruent, l'absorption du sang n'est plus en rapport avec la quantité de ce fluide qui est apportée; les veines ou les vaisseaux chargés de s'en emparer ou d'en extraire les divers éléments propres à la nutrition des divers organes de l'œil, des diverses humeurs, ne peuvent y suffire ; l'équilibre entre les diverses fonctions non-seulement de la rétine, mais par suite de la capsule, de la membrane de l'humeur vitrée, qui est la santé organique, est suspendu, les nerfs de la rétine s'irritent (photophobie), s'enflamment (photopsies). Les lymphatiques de la séreuse rétinienne s'engorgent; la rétine est tuméfiée; il se produit diverses exsudations plastiques (néphélopsie) à sa surface; les humeurs se troublent, s'épaississent (myodéopsie). La capsule cristalline s'enflamme, l'iris, la choroïde , etc., et les divers tissus de l'œil resserrés et tuméfiés, dans la boîte inextensible de la sclérotique, donnent lieu à une foule de symptômes consécutifs sur lesquels nous reviendrons.

Au début la vue se trouble, s'obscurcit par l'effet seul de l'application; les yeux sont pesants et durs au toucher; il y a de la chaleur dans le globe oculaire, quelquefois un sentiment de cuisson ; si la sclérotique ou la conjonctive scléroticale participent à l'affection, il se produit de temps en temps une plus grande abondance de larmes qui soulagent le malade, de même que de légères frictions sur les paupières qui activent la circulation : cet état de congestion oculaire peut durer plusieurs mois ou même des années sans déterminer qu'une très légère photophobie; mais il ne se produit en général de photopsies et ces photopsies sont toujours *composées*, que lorsqu'il y a déjà *amblyopie* (suite de névrite). La rétinite congestive sanguine simple et sans complication s'accompagne de *néphélopsie* (Νεφελη, brouillard) ou du trouble de la vue : d'*allotéropie* (ἀλλοτέρως, autrement) *visus defiguratus*, les objets paraissent irréguliers, autres qu'ils ne sont réellement ; d'hémiopie, de chroopsie (χροος, couleur) ou croupsie, de myodéopsie (μυς, mouche), de diplopie (διπλον, double). La *néphélopsie* est produite dans la rétinite congestive sanguine par les diverses exsudations séreuses ou séro-albumineuses qui peuvent avoir lieu à sa face interne.

L'*allotéropsie* est plutôt un effet de l'irrégularité, de la tuméfaction de la rétine, que la suite d'une altération du tissu nerveux. Ce symptôme se dissipe sous l'influence d'une ou de plusieurs saignées locales ou générales.

L'*hémiopie*, symptôme de compression de quelques filets nerveux de la rétine, de la suspension, de l'excitabilité nerveuse dans ces parties quand elle est l'effet de la congestion rétinienne, n'est que momentanée, intermittente. Ainsi s'expliquent ces observations d'amaurose dans lesquelles les malades ne voient que la moitié ou une partie des objets, et contre lesquelles les évacuations sanguines sont des moyens si héroïques.

Les symptômes *myodéoptiques* accusés par les malades affectés de rétinite congestive sont fixes ou mobiles ; les premiers sont produits par l'adhérence de diverses sécrétions phlegmasiques opacifiées sur divers points de la rétine; les seconds doivent être rapportés à l'épaississement consécutif des humeurs de l'œil. Il est assez facile de reconnaître à la loupe, la pupille ayant été précédemment dilatée, les symptômes objectifs de la rétinite congestive, surtout si les exsudations plastiques datent déjà de quelque temps.

Les symptômes *chrooptiques* qui accompagnent la rétinite congestive, dépendent de l'exsudation de la matière colorante du sang, d'un peu de sang même épanché à la surface de la rétine, véritable apoplexie partielle, qui ne diffère de l'apoplexie rétinienne que par une moins grande quantité de fluide, qui en se résorbant mêlé aux divers produits séreux ou séro-albumineux, projette des reflets diversement colorés sur divers points de la membrane, symptômes reconnus par M. Walter le premier. Lorsque la *diplopie*, ou la vue multiple des objets accompagne le développement de la choroïdite, ce symptôme n'est que l'effet de la réfraction des images sur plusieurs points de la rétine par suite de l'opacité partielle des autres tissus du globe interne de l'œil; il ne se produit jamais au début, mais seulement dans les rétinites congestives chroniques. La diplopie n'est que la suite de l'allotéropsie.

Les ophtalmologistes admettent les hallucinations parmi les symptômes subjectifs de la rétinite ou plutôt de l'amaurose rétinienne ; les deux faits rapportés par Saint-Yves et ceux qui se présentent analogues : «[Un homme cueillant des fraises au so- » leil fut atteint d'une amblyopie pendant la durée » de laquelle (deux mois) il vit constamment un » fraisier peint dans son œil. Un chanoine, égale- » ment amblyope, quand il cherchait à lire de » l'œil malade n'apercevait d'abord, au lieu de » lettres, que des lignes noires parmi lesquelles en- » suite il distinguait l'image de son œil, de sorte » qu'il dépeignait parfaitement l'iris et sa couleur].» se rattachent à l'exaltation des facultés intel- lectuelles, aux hallucinations cérébrales ; ce n'est point en effet la rétine qui voit, c'est le cerveau ; la rétine est passive dans son action physiologique ; elle s'empreint d'une manière fugace de l'image des objets que le cerveau raisonne et comprend. Quand le malade voit les objets dont l'image n'est point réellement peinte sur la rétine, il y a illu- sion cérébrale et non illusion d'optique ; ce symp- tôme peut être un signe d'affection du cerveau, mais non un signe d'aberration de la faculté vi- suelle dans la rétine.

La rétinite congestive peut être aiguë, sub-aiguë ou chronique ; il est rare qu'elle se termine par le rétablissement de la vue, à moins qu'une crise sanguine, un épistaxis, les hémorroïdes, etc. ne viennent naturellement au secours des malades. Les personnes qui ne peuvent supporter l'action du soleil ou de la lumière artificielle, sans protéger leurs yeux au moyen de verres colorés, sont affectées de rétinite nerveuse ou congestive (photophobie).

Les symptômes que nous avons rapportés aux névralgies rétiniennes servent à faire reconnaître ces complications quand elles succèdent à la rétinite congestive sanguine. Cette dernière peut être consécutive aux congestions cérébrales : telles sont les amauroses décrites par les auteurs comme successives à l'apoplexie sanguine du cerveau, à des percussions sur le crâne, à des efforts pour soulever des fardeaux (Richter), aux excès de boissons alcooliques (Hoffmann, Wepfer), à la suppression d'évacuations habituelles (Boërhaave, Riedlin) de la sueur, du lait, des menstrues, des hémorroïdes, etc., etc.

L'ensemble des symptômes de la névrite, de la névrose et de la congestion rétinienne constitue l'affection décrite par les ophtalmologistes modernes sous le nom de *phlegmasies* de la *rétine*, laquelle peut être bornée à cette membrane, et en entraîner la désorganisation sans déterminer aucune céphalalgie, aucune affection cérébrale, lorsque le nerf optique ou le cerveau sont exempts de toute irritation, de toute phlogose, et que la distension extrême des vascularités artérielles de la rétine est la cause de l'amblyopie ou de l'amaurose. Il semble au malade que l'œil est extrêmement pesant, qu'il est poussé hors de l'orbite et tend à s'en échapper : c'est le contraire, il est tiré en dedans à la suite des congestions cérébro-oculaires.

La gravité de la rétinite irritative dépend de l'activité des causes, de la rapidité de la marche, de l'intensité et de la multiplicité des symptômes des phlegmasies secondaires qu'elle sollicite et surtout des dispositions organiques individuelles.

Dans les irritations congestives du globe oculaire, les malades accusent la sensation de gravier, de grains de sable engagés sous les paupières : effet de l'engorgement des capillaires artériels et veineux de la conjonctive scléroticale ; si les névralgies de la rétine se terminent par la paralysie nerveuse (amaurose nerveuse rétinienne), la rétinite congestive sanguine entraîne nécessairement la désorganisation de la rétine. (*Amaurose organique rétinienne*). Les premières et les névroses surtout, peuvent ne laisser à l'autopsie aucune trace de l'affection ; la seconde, au contraire, produit diverses altérations selon la nature des tissus qui ont été affectés.

L'anatomie pathologique de la rétine est la même que celle des affections nerveuses générales : ramollissement, induration du tissu nerveux, ecchy-

moses, exsudations séreuses, albumineuses, etc., etc.
On trouve rarement l'occasion de procéder à l'autopsie de personnes mortes affectées de rétinite
considérée au début et pendant son développement
dont nous venons d'exposer les symptômes ; la négligence des malades, plus que l'impuissance de
l'art, laisse dégénérer en amblyopie et en amaurose
ces affections généralement et sûrement curables.

La rétinite asthénique, l'innervation de la rétine, la paralysie rétinienne, peuvent être la
suite des précédentes ; elles sont aussi souvent
primitives.

Cette affection se déclare chez des individus atteints d'un affaiblissement général du système nerveux, des vieillards épuisés, des femmes cachec-
tiques; la constitution nerveuse oculaire et générale
y prédispose. On la rencontre fréquemment chez
des personnes que les sensations morales excèdent,
qui, à la plus légère contention d'esprit, tombent
dans une espèce de collapsus ; elle est souvent
sympathique des asthénies nerveuses, nutritives,
sécrétoires des autres organes de l'économie, etc.

Les altérations des principes constitutifs du sang :
le scorbut, la psore, la syphilis, la goutte, l'étran-
glement des nerfs optiques par des tumeurs développées sur leur trajet, les protrusions choroïdiennes internes, peuvent être des causes d'asthénie ou de paralysie de la rétine.

'A l'aspect des malades, à l'inspection de leurs yeux, il est facile de reconnaître l'asthénie primitive ou consécutive de la rétine : ce sont des personnes *nerveuses*, émaciées, débiles, à la peau du visage flasque, pâle ou jaunâtre, au regard affaibli, *hebetudos visûs*, qui semblent fixer sans voir. La paupière supérieure s'est affaisée au niveau de la grande circonférence de la cornée, la conjonctive est pâle, la sclérotique comme plissée, rugueuse ; les vascularités qui la parcourent sont aplaties, brunâtres ; la choroïde décolorée par plaques ; l'iris est contracté, ses fibres molles et plissées ; la pupille dilatée, souvent irrégulière ou ovale ; le cristallin jaunâtre ; les humeurs de l'œil troubles ; le globe enfin présente des signes d'affaiblissement organique, d'asthénie, d'excitation et de nutrition.

Le malade n'éprouve aucune douleur oculaire, ni au début, ni dans le cours de l'affection ; il appète la lumière (*photolimie*), recherche le grand jour, le soleil, il accuse la perception d'un léger brouillard. Il n'existe seulement pas un affaiblissement de la vue, mais une véritable amblyopie : certains objets, certains caractères qu'il pouvait distinguer quelque temps avant, il a cessé de les voir. C'est de cette variété de l'amaurose seule qu'on peut dire avec Boerhaave : *amblyopia primùm morbum plerùmque orditur*. Les images que la rétine perçoit s'évanouissent presque aussitôt et au moindre effort que fait le malade pour mieux les voir.

Ce qui caractérise la rétinite asthénique primitive, c'est l'affaiblissement de la faculté visuelle, exempt de tout symptôme d'irritation, sans photophobie, sans photopsies, sans oxiopie, et c'est à l'asthénie rétinienne que s'appliquent surtout les définitions que les auteurs ont données de l'amaurose, « *Ægri*, dit Boerhaave, *conqueruntur quasi* » *satis ipsis lucis non adesset ad visum, seu quod.* » *lux non satis clara appareat* ». Les malades se plaignent qu'ils n'ont pas assez de jour pour voir, que la lumière n'est pas assez vive.

C'est cette affection que les ophthalmologistes modernes désignent en disant que l'amaurose est une cécité *sans altération sensible du globe oculaire*.

Lorsque l'amblyopie succède à l'asthénie primitive de la rétine, elle est toujours partielle, c'est-à-dire que quelques points (*visus interruptus*), quelques parties des filets nerveux ont cessé leurs fonctions, sont devenus insensibles à toute excitation pendant que les images ou certaines images sont encore parfaitement saisies sur d'autres côtés de la rétine : ainsi on rencontre souvent des malades qui ne voient que d'un côté de l'œil.

L'*héméra-lopie* (ἡμερα jour) est un symptôme de rétinite asthénique qui consiste en ce que les malades voient mieux au fur et à mesure que le jour croît, et moins selon que la nuit approche davantage. En effet, si l'affaiblissement de l'excitabilité nerveuse est la cause de l'affection, plus le stimulus sera actif, plus l'organe sera apte à produire les phénomènes optiques.

L'*hémiopie* est un autre symptôme d'asthénie de la rétine facile à distinguer de celle qui est produite par les congestions sanguines rétiniennes ou oculaires. Nous devons faire observer que les malades affectés d'hémiopie ne voient pas tous les objets et dans toutes les positions privées de la moitié de leur volume ; mais seulement certains objets et dans certaines positions, à certaine distance : souvent c'est la partie supérieure ou l'inférieure, ou une partie latérale qui est invisible, effet de la paralysie des filets nerveux sur lesquels tombent ces diverses parties des images.

Lorsque la rétinite asthénique a produit l'amblyopie, cette dernière mène nécessairement à l'amaurose. On peut la retarder dans sa marche, la rendre même quelquefois stationnaire ; mais c'est un succès heureux.

Dans le cours de la rétinite asthénique, la pupille subit des modifications qu'on peut avec raison rapporter à celles de la rétine. Le cerveau est rarement tout à fait étranger à l'asthénie rétinienne : une paresse dans la mobilité de l'iris ; un mydriasis plus ou moins considérable accompagne toujours l'asthénie rétinienne ou la paralysie cérébro-oculaire. En effet, si les causes irritatives produisent toujours le *myosis*, les causes opposées doivent également déterminer le *mydriasis*.

D'après cet exposé des symptômes des diverses espèces de rétinite, quelles que soient les causes qui les aient déterminées, il résulte que l'action trop intense et soudaine des rayons lumineux, la fatigue des yeux, produisent la phlegmasie du tissu nerveux, la névrite de la rétine caractérisée par les *photopsies*;

Que les névroses de la rétine, toujours accompagnées de *photophobie*, ne se compliquent de rétinite nerveuse que lorsqu'il se produit des photopsies.

Que les douleurs, par leur caractère spécial, suffisent, à l'exclusion même des autres signes pathologiques, pour caractériser les névralgies.

Que lorsque ces dernières ont déterminé les congestions sanguines de la rétine, il apparaît d'autres symptômes qui les font facilement reconnaître; que la rétinite asthénique, a pour caractère propre l'affaiblissement, le trouble de la vue, l'amblyopie, l'hémiopie, l'héméralopie, sans aucun symptôme d'irritation phlegmasique: qu'enfin dans les affections du nerf optique et de cette partie du cerveau qui est le centre de la perception oculaire, il se produit toujours, comme on le verra par la suite, des signes pathologiques sub-jectifs ou objectifs de *névrite*, de *névrose*, de *névralgie*, de *congestion sanguine* et d'*asthénie* ou de paralysie cérébrale.

Nous rapporterons, au fur et à mesure que nous étudierons les affections des diverses membranes et humeurs de l'œil, les autres symptômes que les ophthalmologistes ont attribués à l'amaurose aux altérations des diverses parties auxquelles ils appartiennent.

De ce que nous avons dit jusqu'à présent, de l'exposé que nous avons fait de l'étiologie et de la symptomatologie des affections rétiniennes, on peut conclure combien sont erronées les définitions qu'on a données de l'amaurose rétinienne ou cérébrale, lesquelles se réduisent à celle-ci : *l'amaurose est une cécité complète* ou *incomplète sans symptômes caractéristiques* ou *appréciables*. L'absence de tout signe pathologique de la rétine suffirait à faire reconnaître la cécité par suite des altérations du cerveau, quand même cette dernière ne s'accompagnerait pas d'autres symptômes. Que si quelques personnes peu familiarisées encore avec l'observation de ces divers signes pathologiques et moins sûres que nous de leur dépendance des altérations des divers tissus et humeurs de l'œil auxquelles nous les avons attribués, deman-

dent comment nous en établissons la positivité?
Nous répondrons que si, comme personne n'en
doute, les symptômes sont les *cris de douleur* des
organes souffrants ; s'ils révèlent, dans certaines
circonstances, et les altérations et les modifications
propres à chaque membrane, et l'intensité des
causes, et l'acuité de la marche de la phlegmasie;
si la thérapeutique opposée aux maladies, d'après
l'indication de ces mêmes symptômes , procure,
et leur cessation , et le rétablissement des fonctions organiques ou la guérison , il sera positif,
incontestable , que cette étiologie , cette symptomatologie et cette thérapeutique, auront été parfaitement précises, et exactes, et rationnelles : or, on
voit, sous l'influence de moyens curatifs sagement
dirigés contre la névrite et les névroses de la rétine,
se dissiper les douleurs, la photophobie, les photopsies, l'oxiopie , etc.; la diplopie , l'hémiopie,
céder aux traitements opposés, tantôt aux congestions sanguines de la rétine, tantôt à celles de la
choroïde, l'affaiblissement de la vue, l'amblyopie
même, cesser par l'influence d'une médication tonique, stimulante, excitante, opposée aux asthénies
rétiniennes et générales; les divers organes de l'œil
enfin, se rétablir dans l'exercice de leurs fonctions
respectives par l'emploi de moyens externes et internes opposés à la fois aux causes, aux symp-
ômes, aux complications de ces diverses affec-

tions : le cercle sénile, le cercle et les protrusions choroïdiennes mêmes, indices d'un état de désorganisation déjà avancé, se dissipent souvent sous l'influence des agents médicinaux propres à combattre les maladies organiques dont ils sont la suite et l'accusation.

CHAPITRE III.

Des affections du nerf optique.

Certaines amauroses ont été rapportées à l'absence même de ces nerfs (Valsalva, Riedlin), à certaines dispositions morbides naturelles, à leur distraction violente, à l'induration du névrilème (Louis Richter, Schmuchler, White, Klein) à leur contorsion dans l'intérieur du crâne à la suite de convulsions (Morgagni), à leur atrophie (Scultet). Plus souvent les affections des nerfs optiques sont consécutives aux phlegmasies, aux asthénies cérébrales et oculaires; la présence de corps étrangers développés sur leur trajet, des exostoses syphilitiques, des percussions violentes sur le crâne, certaines dégénérescences organiques peuvent occasionner une cécité incomplète ou complète par suite des altérations des nerfs optiques. Ces nerfs s'enflamment difficilement, l'extirpation même du globe oculaire ne détermine pas toujours des accidents aussi graves qu'on serait porté à le croire : Shenck raconte qu'un mécanicien reçut un coup si violent sur la tête que ses yeux pendirent jusque sur les joues. Dans cet état, le malade ne cessa

point de voir, il guérit et ne conserva de son accident qu'une grande faiblesse cérébrale; H. de
Heer rapporte un fait à peu près semblable.

L'asthénie des nerfs optiques, leur siccité, est
chose qu'on rencontre fréquemment à l'autopsie
des vieillards restés longtemps aveugles; on trouve
le névrilème resserré par distance et le nerf réduit
à une espèce de chapelet aride ou ramolli : Blegny
cite plusieurs exemples de l'induration de ces
nerfs, d'incrustations de leur enveloppe : Haller a
trouvé chez un voleur le nerf optique et la rétine
ossifiés; de même, Morgagni, Zinn, etc.

L'atrophie de la rétine succède souvent à celle
du nerf optique; celle-ci aux atrophies du cerveau.

Les modifications pathologiques primitives du
nerf optique peuvent être irritatives, nerveuses,
(névralgies) congestives ou asthéniques ; elles ne
peuvent présenter aucun symptôme objectif.

Les douleurs qu'éprouvent les malades dans les
phlegmasies nerveuses ou congestives des nerfs
optiques, sont de même nature que celles des autres
parties du cerveau et sont rapportées au fond de
l'orbite et à la partie inférieure du front; l'œil est
douloureusement tiré en dedans par une espèce
de corde.

Les asthénies des nerfs optiques ne peuvent pas
être séparées des asthénies cérébrales, les symp-

tômes sont les mêmes. L'action des rayons lumineux trop intenses peut, selon quelques ophthalmologistes, causer une amaurose subite par leur effet sur le nerf optique ; nous ne partageons point cette opinion, nous avons eu souvent à traiter des amblyopies développées sous l'influence de causes de cette nature, et nous nous sommes assuré que, dans certains cas le nerf optique et le cerveau étaient exempts de toute altération. L'action des rayons lumineux, quand, après avoir surexcité la rétine, elle détermine la névrite cérébrale, s'accompagne toujours de signes pathologiques qui attestent la phlegmasie du cerveau. La décussation des globules nerveux de la rétine peut produire une amaurose subite: la même cause ne peut influencer de même les nerfs optiques bien autrement protégés. Cette secousse électrique de la lumière vive, des éclairs, quand elle détermine la cécité dans le cerveau, produit en même temps d'autres symptômes de paralysie. Les fonctions physiologiques des nerfs optiques sont purement passives, dépendantes des impressions perçues par la rétine, qu'ils ne font que transmettre au cerveau. Dans certaines phlegmasies chroniques de la rétine propagées à la membrane hyaloïde, certaines exsudations plastiques, séreuses, albumineuses, etc., déposées à l'extrémité interne du nerf optique et y adhérentes, occasionnent quelquefois la cécité, affection qu'un travail inflammatoire, ou que l'action seule des absorbants peut guérir, alors même que le malade est resté longtemps aveugle. Ce sont de ces guérisons, opérées par les seules forces de la nature, que la médecine n'a pu souvent expliquer.

La transmission des influences cérébro-oculaires et oculo-cérébrales, au moyen des nerfs optiques, rend les tissus plus ou moins dépendants, plus ou moins participants aux affections diverses de l'un et de l'autre de ces organes, quelquefois, et s'il n'existe aucune irritation organique de ces nerfs, le malade éprouve des douleurs dans le cerveau et dans l'œil à la fois et non le long du trajet de ces nerfs ; c'est le contraire s'ils sont irrités. Dans certaines névralgies, dans les congestions cérébro-oculaires chroniques, la douleur part d'une des parties de la masse cérébrale, se continue le long des nerfs optiques, jusque dans l'œil : nous avons constaté ce fait cent fois, et plusieurs personnes auxquelles nous donnons des soins en ce moment en sont la preuve. Les affections phlegmasiques des nerfs optiques, *subaiguës* ou *chroniques*, déterminent toujours l'irritation inflammatoire de la rétine.

CHAPITRE IV.

Des affections cérébrales considérées dans leurs rapports avec la rétine.

Existe-t-il dans la masse cérébrale une partie affectée à la perception des images peintes sur la choroïde, saisies par la rétine, et portées au moyen du nerf optique jusques au cerveau? Comment une image étant réflétée dans chaque œil, ce qui par conséquent forme deux images, le cerveau ne perçoit-il, n'a-t-il la connaissance que d'une seule? les nerfs optiques en s'entre-croisant se terminent-ils par un seul? N'y a t-il qu'un seul point du cerveau où sont raisonnées les impressions d'optique? Lorsqu'un œil éteint depuis longtemps recommence à voir, comment se fait-il que le malade, à des distances diffé-rentes perçoit du cerveau les images d'un objet représenté dans chaque œil? Comment peu à peu se corrige le cerveau, quand par le temps et la guérison de la maladie, cette erreur se dissipe?

Les faits qu'on ne sait pas expliquer n'en sont pas moins positifs: que les nerfs optiques se ter-minent dans les cordons olivaires ; que leurs ra-cines se distribuent dans les cordons postérieurs,

cunéiformes de la moelle épinière, l'action physiologique du cerveau est pour nous jusqu'à ce jour
un mystère ; cet organe digère la pensée, comme
l'estomac digère les aliments, il commande à certains organes à l'état physiologique : il est in-
fluencé par tous, quand ils sont sous l'action d'affections organiques, si l'on ne peut assigner la
place du cerveau où se passent les principaux phénomènes de l'acte de la vision ; il n'en est pas
moins établi par les faits, que par l'effet de l'altération de certaines parties de la pulpe cérébrale,
la vision est spécialement affectée ou suspen-
due: dans certaines apoplexies sanguines, le malade perd tout à coup la vue, il revient à voir cependant au fur et à mesure que l'épanchement
est résorbé. Souvent quelle que soit la partie du
cerveau frappée de paralysie, la vue est éteinte
d'un côté et non de l'autre.

Les phrénologistes qui pensent que les fonctions
cérébro-visuelles se passent dans cette partie de
la pulpe cérébrale, qu'ils appellent l'organe du
coloris, admettent aussi que les divisions qu'ils
établissent constituent chacune un cerveau à
part, que dans chaque organe chargé, selon eux,
d'une fonction spéciale, ont lieu les phénomènes
de l'intelligence, des mouvements et du sentiment.
S'il est vrai que, dans un grand nombre d'affections amaurotiques, on trouve à l'autopsie des al-

térations dans cette partie de la pulpe cérébrale à laquelle sont attribuées les fonctions visuelles ; des épanchements séreux ou sanguins, des ramolissements ; si la céphalalgie occupe en général la région surcilière, les hémisphères antérieurs du cerveau ; dans d'autres cas de cécité il arrive cependant qu'on ne rencontre à la nécropsie aucune modification pathologique dans les mêmes parties, et que la céphalalgie est rapportée par les malades aux divers autres points du cerveau. Les faits nous obligent à admettre avec les phrénologistes, que certaines parties de la masse cérébrale sont plus spécialement affectées à l'exercice de certaines fonctions ; mais qu'une irritation sympathique, que les impressions morales, qu'un afflux plus considérable de fluide nerveux ou de sang le surexcite, nous pourrons également établir par les faits, que dans l'acte de la vision cérébrale tout le cerveau concourt à la production des phénomènes visuels. Chez une femme qui avait succombé à une attaque d'apoplexie sanguine, et qui était entrée à l'Hôtel-Dieu, affectée d'un anévrysme, nous avons trouvé seulement un épanchement considérable dans la cavité digitale du lobe postérieur du cerveau désorganisé en grande partie. Quelquefois ces mêmes épanchements dans les ventricules latéraux, ne déterminent point de cécité. Ils peuvent avoir

lieu encore dans la protubérance cérébrale sans
produire autre chose qu'une altération légère de
la vue par la compression exercée sur les nerfs
optiques. Quelle que soit la partie de la masse
cérébrale mise en action par ses excitants, il y a
irritation nerveuse ou congestive sanguine vers
elle, asthénie vers les autres : ainsi s'établissent les
affections sympathiques et asthéniques des divers
organes chargés de l'exercice des diverses fonctions
cérébrales ; ainsi peut se produire, même dans
l'hypothèse des phrénologistes, l'amaurose asthénique dans l'organe du coloris, faisant abstrac-
tion des opinions diverses des physiologistes.

Il nous est de nécessité de considérer les affections cérébrales, de les étudier, non pas comme
des maladies qui affectent une partie du système
nerveux oculaire ; mais sous le rapport des influences que le cerveau, à l'état pathologique,
peut exercer sur le nerf optique et la rétine.

Les modifications pathologiques primitives des
tubercules quadrijumeaux, des couches optiques,
des lobes moyens, de la protubérance cérébrale,
sont des causes plus ou moins directes d'amblyopie ou d'amaurose cérébrale. L'absence des signes
morbides qui se rapportent aux altérations de la
rétine, la présence des symptômes qui accompagnent le développement de l arachnoïdite ou de la
cérébrite, suffisent pour caractériser les affections

de la vue auxquelles le globe oculaire est étranger.

La céphalalgie, qui dans les affections cérébrales répond à la photophobie dans la rétinite, n'est point un symptôme d'amaurose ainsi qu'on l'a si souvent avancé ; c'est le premier signe idiopathique de l'irritation inflammatoire du cerveau ; cette phlogose est souvent secondaire à celles de la rétine et des autres organes de l'économie.

La méningite sollicite toujours la névrite rétinienne, celle de l'iris, par suite un afflux considérable de sang dans ses fibres érectiles, le *myosis*, les photopsies, la photophobie, l'cxiopie et quelquefois la myodéopsie (trouble des humeurs de l'œil); les névroses cérébrales déterminent également la névrose rétinienne qui revêt les mêmes caractères, suit la même marche, présente les mêmes sur-excitations, se calme et revient avec elle, se ravive ou cesse en même temps.

Dans les congestions sanguines cérébro-oculaires, le malade éprouve deux douleurs distinctes : l'une dans certaine partie de la tête et l'autre dans le globe oculaire, liées entre elles *par la corde* du nerf optique si ce dernier est phlogosé (cordon phlegmasique cérébral) : si la rétinite congestive a été déterminée par la phlegmasie congestive du cerveau, les symptômes cérébraux ont précédé, et de longtemps souvent, ceux qui trahissent la participation de la rétine. (Voir pour plus de détails les auteurs de pathologie générale.) La céphalalgie continue, l'exaltation des facultés intellectuelles, le délire, les mouvements convulsifs, les secousses électriques, sont plus spécialement des signes d'a‑ rachnoïdite ou de névrite du cerveau; les dou‑ leurs lancinantes, déchirantes, intermittentes, périodiques, la rougeur et la pâleur alternative de la face indiquent plutôt les névroses. Si ces symp‑ tômes sont si souvent réunis, c'est que les phleg‑ masies des méninges et du cerveau ne peuvent que bien difficilement suivre séparées leurs diverses périodes inflammatoires, de même que les névral‑ gies rétiniennes.

Les symptômes de l'irritation congestive san‑ guine cérébrale, sont la céphalalgie accompagnée de la sensation des battements artériels, les étourdissements, la dilatation des extrémités des branches carotidiennes, l'assoupissement, les pal‑ pitations etc., symptômes toujours surexcités par l'usage des stimulants diffusibles ou les émotions vives.

L'affaiblissement des organes de l'intelligence, du mouvement et du sentiment, sans aucun signe d'irritation cérébrale, caractérise l'asthénie du cerveau, la paralysie commençante qui donne naissance à l'asthénie rétinienne.

Les anomalies dans la forme, ou les contrac‑

tions de la pupille à la suite des affections cérébrales, dépendent entièrement des influences
qu'elles exercent sur la rétine, l'iris et le ganglion
ophthalmique : symptômes d'excitation , *myosis*, de compression , de congestion, d'asthénie,
mydriasis.

Les rétinites secondaires aux affections cérébrales suivent la même marche aiguë, sub-aiguë,
chronique, intermittente, périodique ; les congestions oculaires, dépendantes des congestions cérébrales, n'affectent pas seulement la rétine, mais
encore les autres tissus de l'œil, l'iris, la choroïde
surtout.

Le strabisme est souvent la suite des affections
cérébrales (Morgagni). Lorsque l'amblyopie ou l'a-
maurose reconnaît pour cause les altérations du
cerveau, ce ne sont plus des signes, des symptômes de maladies oculaires, mais de maladies cérébrales. La cécité dans ces circonstances est la
suite de la cérébrite ; ce ne sont donc pas les yeux
qu'il faut chercher à guérir, mais le cerveau, si
c'est encore possible.

Les causes des maladies cérébrales sont organiques ou sympathiques, primitives ou consécutives ; il serait hors de notre but d'entrer dans aucun détail sur ce sujet. Souvent la céphalalgie
précède de plusieurs années le développement de
la rétinite; les cas d'amauroses subites, rapportés

par les auteurs, survenues après des céphalalgies qui avaient tourmenté les malades pendant une partie de leur vie, doivent être attribués aux apoplexies, à des ramollissements de la pulpe cérébrale, etc.; les étourdissements, les vertiges, le coma, la paralysie des membres, l'obtusion de l'ouïe, de l'odorat, les fourmillements, les convulsions, le strabisme, l'épilepsie, précèdent aussi quelquefois de plusieurs années la perte de la vue. L'amaurose cérébrale est souvent héréditaire, en ce sens que la même faiblesse organique qui, chez le père ou la mère, a donné lieu à la cessation prématurée des fonctions de quelque partie du cerveau, se rencontre également chez les enfants. Nous donnons en ce moment des soins à deux personnes affectées d'amaurose sénile, amaurose par asthénie de nutrition, dont les parents sont devenus aveugles vers l'âge que ces malades accusent. Nous avons fait observer qu'il en était de même dans les altérations de la transparence du système cristallinien.

Les affections de la rétine, consécutives aux affections cérébrales, sont, *à nos yeux, généralement* moins graves que celles qui sont primitives. S'il en est de rebelles à toute médication; il en est aussi beaucoup dont on triomphe avec facilité par la persévérance. Un grand nombre de personnes dont la vue s'est altérée, affaiblie ou perdue à la suite des maladies du cerveau ; des épanchements sanguins dans l'intérieur du crâne guérissent de l'amblyopie et de l'amaurose même, par l'effet de la résolution de ces épanchements , quand certaines parties de la pulpe cérébrale n'ont point été désorganisées , celles qui sont en rapports plus directs avec le nerf optique.

Il est surtout important de séparer, dans le diagnostic, les affections de la vue dont la cause est dans le cerveau, de celles dont la cause est dans la rétine , et cette distinction est facile à établir. Il n'existe et ne peut exister aucune variété de la rétinite, sans qu'il se produise ou qu'il se soit précédemment déclaré, si l'amaurose est confirmée, des symptômes subjectifs ou objectifs de phlogose ou d'asthénie rétinienne, de sclérotite, de choroïdite. De même, il ne se produit aucune amblyopie, aucune amaurose sans céphalalgie, sans symptômes d'asthénie cérébrale, organique ou sympathique. L'absence de tout signe pathologique subjectif et objectif des affections rétiniennes , la présence des symptômes cérébraux, sont donc un moyen de rapporter les altérations de la vue à ceux de ces organes qui sont réellement affectés. Lorsque l'image d'un objet présenté à l'œil se peint exacte et bien dessinée sur la choroïde, et que le malade n'a jamais eu conscience d'aucun symptôme de rétinite, il peut arriver que, par les modifications pathologiques qui altèrent certaines parties du cerveau (l'organe du coloris si l'on veut), le malade perçoive mal, ou ne perçoive pas du tout les objets extérieurs; mais les divers symptômes que nous avons assignés à la rétinite, l'hémiopie, la diplopie, la myodéopsie, la photophobie, les photopsies peuvent-elles aussi dépendre de ces altérations cérébrales? Nous ne le pensons pas. Si l'image est peinte exacte et toute entière dans la rétine, et que le nerf optique soit exempt d'altération, elle est transmise au cerveau tout entière; seulement à l'état pathologique, ce dernier en prend plus ou moins connaissance, en conserve l'impression et la mémoire plus ou moins longtemps; c'est ce qui arrive dans toutes les amblyopies cérébrales, dans lesquelles les malades perdent de vue ce qu'ils voient, les gros caractères qu'ils peuvent lire encore, presque aussitôt. Lorsque les personnes affectées de cécité plus ou moins avancée, par suite de la phlegmasie de l'organe cérébral affecté à la perception des objets extérieurs, voient ou croient voir les objets dont l'image n'est point représentée sur la choroïde, il y a erreur d'imagination, hallucination, mais non illusion d'optique; cela est si vrai, qu'il n'existe point de photophobie, de photopsies, de diplopie, d'hémiopie, de myodéopsie, etc., sans qu'il n'existe en même temps une rétinite et les autres symptômes qui la font facilement reconnaître, et que, dans l'amaurose cérébrale complète, les malades, s'ils croient voir certains objets, ne disent jamais qu'ils en voyent deux pour un, ou qu'ils n'en aperçoivent que certaines parties. L'affaiblissement de la vue ou l'amblyopie sont donc les seuls symptômes des affections amaurotiques cérébrales, simples et primitives, et exemptes de tout signe pathologique dans le globe oculaire.

CHAPITRE V.

De la rétinite consécutive.

Non-seulement la rétine subit quelquefois les influences morbides du cerveau, ou surexcite cet organe; mais elle peut être affectée à la suite des phlegmasies des divers tissus qui concourent à former le globe oculaire, de la conjonctive, de la sclérotique, de la choroïde, de l'iris, de la capsule; sympathiques des affections du système nerveux des ganglions, des altérations organiques diverses de l'économie. Les phlegmasies de la conjonctive ne se propagent à la rétine qu'après avoir déterminé l'inflammation de la sclérotique ou de la cornée. La conjonctivite simple n'est jamais accompagnée de photophobie; souvent elle affecte les individus pendant toute leur vie, sans déterminer aucun trouble de la vue, aucune amblyopie. Il en est de même de la cornéite ou des altérations de la cornée.

CHAPITRE VI.

De la rétinite consécutive aux phlegmasies de la sclérotique.

Lorsque la sclérotique, enveloppe aponévrotique qui remplace le tissu osseux de l'œil, a été le siége d'une inflammation qui s'est propagée à la rétine, et a commencé à produire des symptômes de photophobie, la surface externe de cette membrane présente une série d'injections vasculaires, distinctes, séparées, verticales, faisceaux artériels, veineux, partant du fond de l'orbite, plus volumineux supérieurement, qui se réunissent autour de la grande circonférence de la cornée, et forment une espèce de couronne sous la conjonctive scléroticale qui, souvent elle-même, est parfaitement distincte.

Les maladies de la sclérotique sont et doivent être surtout celles qui affectent les aponévroses et les tissus identiques; elles se développent, sous l'influence de causes rhumatismales, dans le passage du chaud au froid. Si la sclérotique est primitive, goutteuse, psorique, scorbutique, syphilitique, *veineuse*, si elle est consécutive à la choroïdite, ce qui arrive fréquemment, la sclérotique, pas plus que les autres tissus de l'œil, n'est exempte d'af-

fections métastatiques. La phlogose de la sclérotique s'annonce par la rougeur (congestion sanguine) , la douleur (compression des filets nerveux
qui la pénètrent), la tuméfaction et l'élévation de
la température organique. L'irritation de la glande
qui sécrète une plus grande quantité de larmes ,
est sympathique de la sclérotite. La douleur est
vive, aiguë , lancinante , s'accroît par les mouvements brusques des paupières ; la chaleur est
modérée, les larmes chaudes ; la photophobie accompagne généralement cette affection. L'engorgement de la choroïde est l'effet naturel de la phlogose de la sclérotique , à cause des dispositions
anatomiques; de la choroïde partent un grand
nombre de faisceaux vasculairés, qui pénètrent la
sclérotique, de la même manière que ceux qui se
distribuent dans le tissu osseux. Souvent les malades éprouvent un sentiment de froid dans les yeux,
surexcité surtout par les variations atmosphériques. Les anomalies, dans la forme ou les contractions de la pupille, qui accompagnent le développement de la sclérotite, doivent être attribuées à la
pression exercée sur les nerfs ciliaires, entre cette
membrane et la choroïde tuméfiée. Par la même
raison que les causes morbides qui influencent les
tissus fibreux, les aponévroses , les membranes
séreuses et synoviales, affectent de préférence la
sclérotique; l'inflammation de cette membrane se

propage avec plus de facilité aux membranes internes de l'œil qui ont plus d'analogie avec elle, les membranes séreuses. Non-seulement les auteurs ont admis avec raison, et contraints par l'observation attentive des faits, l'iritis rhumatismal; mais ils auraient dû encore admettre la rétinite rhumatismale, la capsulite rhumatismale, la choroïdite rhumatismale, etc.; car ces membranes s'enflamment consécutivement à la sclérotite, et sous l'influence des causes qui l'ont déterminée.

Il est un symptôme d'asthénie nutritive de la sclérotique que nous ne devons pas passer sous silence : c'est cette disposition que présente cette membrane à s'étendre sur la grande circonférence de la cornée, qu'elle assimile peu à peu à elle-même, en effaçant entièrement la ligne de démarcation qui les sépare de la partie supérieure d'abord.

Cette injection *circulaire bleuâtre*, appelée par Beer, *cercle arthritique*, effet de l'exsudation de la matière colorante du sang *altéré* ou du pigment choroïdien (prédominance des absorbants sur les exhalants), est moins un symptôme de sclérotite qu'un indice des altérations veineuses de la choroïde; sa présence est ordinairement accompagnée de symptômes allotéropsiques ou chrooptiques.

Il ne faut pas confondre les affections primitives de la sclérotique, le rhumatisme oculaire, avec les affections rhumatismales générales ; les unes peuvent exister sans les autres. Il est positif que toutes les personnes chez lesquelles se produisent des symptômes de sclérotite, sont affectées de rhumatisme local ou général, ou erratique. Dans les métastases rhumatismales de la sclérotique, le mal abandonne subitement son siége primitif pour se porter sur le globe oculaire. Les phlegmasies séreuses de l'iris, de la capsule, de l'hyaloïde, de la membrane de l'humeur aqueuse, entraînent rarement l'altération ou la perte de la vue, et produisent seulement des symptômes myodéoptiques, indices d'une maladie *jugée*, et qu'aucun traitement ne parvient à dissiper, quand ils existent depuis certain temps.

La rétinite consécutive à la sclérotite débute par la phlogose de la séreuse, laquelle se propage au tissu nerveux, et sollicite un afflux trop considérable de sang, ce qui fait qu'elle ne se dissipe point en même temps que l'affection qui lui a donné naissance; dans la majorité des cas, les séreuses de l'iris, l'hyaloïde, la capsule, ont été phlogosées avant elle ou simultanément. Le peu de vitalité de ces membranes, le petit nombre de vaisseaux sanguins et nerveux qui s'y distribuent, expliquent le peu de gravité de leur inflammation. La sclérotite, propagée à la capsule, donne cependant naissance quelquefois à la cataracte, variété d'opacité qui est souvent partielle et seule *stationnaire*.

Les diverses hydropisies de l'œil ne reconnaissent souvent d'autres causes que des affections rhumatismales qui déterminent la prédominance des exhalants sur les absorbants , dont ces membranes sont presque entièrement composées. A part les moyens locaux et généraux qu'on oppose au développement de la sclérotite, il est nécessaire de combattre activement par d'autres la rétinite qui lui est consécutive. Plus loin, nous donnerons le diagnostic différentiel des symptômes myodéopsiques qui ont leur siége dans l'humeur vitrée, d'avec ceux de la capsule, de la lentille et de l'humeur aqueuse, etc.

CHAPITRE VII.

De la rétinite consécutive aux phlegmasies de la choroïde.

La choroïde exerce sur les divers tissus internes de l'œil la même influence que le foie et le système veineux sur les autres organes. Dans cette membrane et l'iris avec lequel ses vascularités se confondent, se passent surtout les phénomènes de la circulation du sang noir ; elle est le dépot des matières excrémentitielles de l'œil, qui forment le pigment choroïdien sans cesse renouvelé, celui de l'iris et par la veine ophthalmique rejette dans le sinus caverneux les matières étrangères à la nutrition, les détritus des divers organes. L'obstruction de la circulation veineuse dans la choroïde réagit sur la circulation artérielle oculaire, et par suite sur la nutrition des divers tissus, des diverses humeurs ; elle est une des causes les plus fréquentes de cataractes et d'amaurose. Le sang qui parcourt les artères et les veines de l'œil a subi les mêmes modifications, les mêmes altérations dans ses principes que celui de la circulation générale, ce qui fait que les maladies qui en dérivent peuvent également ainsi, et par les mêmes causes, déterminer l'altération et la perte de la vue.

Les oscillations de la circulation agissent tellement sur la choroïde que lorsque, chez les femmes, il existe des protrusions choroïdo-scléroticales, elles sont toujours plus distendues, plus volumineuses, les jours qui précèdent l'apparition des menstrues et moins pendant leur *fluxus*.

Les causes de la choroïdite primitive doivent être rapportées aux congestions sanguines de cette membrane, qui distendent, irritent les vascularités veineuses, et à l'action des principes élémentaires du sang altéré par certains vices ou virus. On observe la choroïdite primitive chez les vieillards et les femmes surtout; chez les enfans elle est consécutive aux phlogoses des autres tissus internes de l'œil. La suppression d'évacuations habituelles sanguines, des menstrues, des épistaxis, des hémorrhoïdes; les affections arthritiques et goutteuses, psoriques, scorbutiques, syphilitiques, mercurielles; l'anémie; la chlorose; l'absence du fer dans le sang artériel, de l'oxygène; l'atrésie de la veine ophtalmique, peuvent déterminer la phlébite choroïdienne.

Les symptômes qui accompagnent le développement de cette maladie sont un sentiment de constriction dans le globe oculaire, une douleur

sourde qui n'augmente pas par la pression conti-
tinue de la pesanteur sur les paupières, une légère dilatation de la pupille, de l'irrégularité dans
la perception visuelle, Allotéropsie. Le malade voit
les objets déplacés, il présente ainsi que nous l'a-
vons fait remarquer ailleurs, le fil plus haut ou
plus bas ou à côté du chas d'une aiguille qu'il
cherche à enfiler : s'il y a absorption du pigment
choroïdien, il se plaint que les caractères d'un
livre sont tracés avec de l'encre blanche, etc.

La chroopsie; quelques objets paraissent légèrement colorés, pointillés de diverses nuances; le
malade voit de temps en temps plusieurs objets pour
un *Diplopie*, mais non pas tous les objets, puis
se prononcent les protrusions choroïdiennes, celles-
ci peuvent être internes ou externes. Les protrusions choroïdiennes externes apparaissent d'abord
sous forme de points ou de taches brunes ou vio-
lettes entre les fibres amincies ou distendues de la
sclérotique, l'humeur aqueuse se trouble, les fibres de l'iris se boursouflent, la sclérotique s'in-
jecte toujours davantage : si les protrusions sont
internes, la rétine s'irrite plus facilement et plutôt
que dans le cas contraire, il se produit de la photophobie, des exsudations à la face interne de la
choroïde qui paraît comme dénudée, et dont les
fibres examinées à la loupe présentent une nuance

5

qui n'est pas celle des exsudations qui recouvrent dans quelques circonstances la rétine.

L'altération légère du pigment choroïdien, avons-nous dit dans le traité des cataractes, produit au malade la perception d'un brouillard blanchâtre (les lettres, les caractères paraissent tracés avec de l'encre blanche). La distension variqueuse de la choroïde mêlée aux divers produits phlegmasiques projette sur la rétine une teinte diversement colorée, et la compression de la rétine par la choroïde tuméfiée derrière la sclérotique inextensible, la surabondance des humeurs de l'œil, etc., peuvent encore donner lieu à des symptômes de diplopie, d'hémiopie, etc., etc.

Ces observations sont si exactes qu'il suffit d'exercer une légère pression sur certaines parties du globe de l'œil pour rendre ces derniers symptômes évidents quand on les soupçonne, apparents quand ils ne sont que douteux.

L'altération du poli, de l'éclat de la sclérotique n'est point un symptôme de choroïdite primitive, mais de sclérotite.

Les affections de la choroïde influencent toujours l'iris d'une manière plus ou moins active. La rétinite secondaire à la choroïdite n'est point une affection grave au début ; mais elle peut le devenir par la négligence des malades ou l'inopportunité des traitements, c'est une des causes de cécité qui sont les plus lentes dans leur marche. L'absorption *partielle* du pigment choroïdien existe chez un grand nombre de vieillards, sans déterminer autre chose que l'irrégularité dans la perception des objets.

La choroïdite métastatique peut déterminer subitement l'amblyopie ou l'amaurose, affections également et presque toujours curables, si on est appelé à temps.

CHAPITRE VIII.

De la rétinite consécutive aux phlegmasies de l'iris.

Les causes de l'iritis sont les mêmes que celles de la sclérotite quand c'est la membrane séreuse qui est primitivement affectée, et que celles de la choroïdite quand c'est le tissu vasculaire, le tissu parenchymateux. Le grand nombre d'ulcères de l'iris qui se produisent chez des individus infectés de syphilis, ont engagé les ophthalmologistes à admettre une variété de l'iritis, qu'ils appellent syphilitique, avec d'autant plus de raison que ces ulcérations présentent toujours une forme déterminée. La même raison nous a fait classer dans notre cadre nosologique l'iritis mercuriel également déterminé par l'abus des préparations hydrargiriques. Que des esprits *amblyopes* s'efforcent d'en nier l'existence ; nous répondrons avec l'appui des faits : *e pur si move*.

Les irritations de l'iris, *simples*, sont toujours liées d'une manière plus ou moins directe avec celles de la choroïde, les vaisseaux de ces membranes s'anastomosant les uns avec les autres, les procès ciliaires ne sont point également toujours exempts d'inflammation.

Les symptômes de l'iritis séreux consistent dans une apparence plus sèche, plus brillante de la membrane (suspension des exhalants au début), les fibres érectiles sont plus volumineuses, plus tendues (afflux plus considérable de sang par suite de la surexcitation nerveuse), tuméfiées, noueuses; les divisions linéaires plus profondes, la coloration plus foncée, la pupille est resserrée. Plus tard, quand le tissu parenchymateux est altéré secondairement, et dans la rémission de la phlogose, cette même séreuse revêt une nuance pâle, terne, grisâtre, piquetée de points rouges ou jaunâtres, de plaques grisâtres (absorption partielle de l'uvée , exsudations plastiques), ces plaques se creusent, se changent en ulcères quelquefois multiples et apparents surtout autour de la petite circonférence de l'iris où la circulation est plus obstruée, la pupille alors est moins rétrécie, souvent irrégulière, ovale par suite des adhérences qu'elle a contractées, les humeurs de l'œil sont troubles, etc., etc.

Les symptômes de l'iritis syphilitique et mercuriel qui affectent de préférence le tissu propre de l'iris sont les mêmes; l'ulcère débute par une ou plusieurs taches ou plaques brunes ou grisâtres, puis livides, violacées, cuivrées; l'ulcère est comme creusé dans la membrane, ses bords tomenteux ou coupés à pic, irréguliers, recouverts d'exsudations fibreuses ou fibro-albumineuses, puriformes, etc. Les douleurs oculaires présentent un caractère particulier, se répandent à la tête, aux tempes, au nez (douleur dites *ostéocopes*); cette variété de l'iritis se déclare chez les individus qui, traités sans succès par les préparations mercurielles, sont travaillés de la syphilis rebelle, ou sous l'influence désorganisatrice du mercure pris en trop grande quantité; nous sommes loin de prétendre, que le mercure ne soit pas un médicament héroïque contre la syphilis, mais les diverses manières de l'administrer, d'en aider l'action, selon les diverses idiosynchrasies contribuent puissamment à rendre ce remède efficace, et ce n'est pas celui que l'école ophthalmologique a adopté sur la foi de ses maîtres allemands.

Weller a donné comme symptômes de l'iritis, l'injection de la sclérotique, le trouble de la cornée, de l'humeur aqueuse, le rétrécissement de la pupille, les altérations de sa forme; symptômes d'iritis vers sa terminaison, d'iritis propagé à la sclérotique, à la cornée, ou qui ne se rencontrent *nécessairement* que dans l'iritis rhumatismal secondaire à la sclérotite, encore la cornée reste-t-elle exempte d'altération (1).

(1) On ne saurait croire la différence immense qui sépare

Lorsque la rétinite est consécutive à l'iritis, l'apparition des symptômes que nous venons d'exposer donne facilement le moyen de remonter à la cause, et d'opposer les traitements convenables. C'est par la photophobie qu'est indiquée la participation de la rétine à la phlogose de l'iris.

la théorie de la pratique : au dernier concours, un candidat á la chaire d'opérations chirurgicales a prétendu dans sa thèse sur la pupille artificielle que les blessures de l'iris, le décollement, la section de ses lambeaux était une opération facile et sans danger pour le malade... l'expérience et les faits ont démontré le contraire, et il n'est pas un praticien exercé qui le nie.

CHAPITRE IX.

De la rétinite consécutive aux phlegmasies de la capsule du cristallin.

Nous nous sommes trop étendus, dans le *Traité des cataractes*, sur les affections du cristallin, pour qu'il soit nécessaire d'exposer en détail les causes et les symptômes des altérations de la transparence de la capsule, nous allons seulement exposer en peu de mots ce qui se rapporte directement à la rétinite.

La capsulite, qui n'est point de cause traumamatique ou consécutive à la sclérotite, affecte les deux yeux ; elle peut être primitive ou secondaire aux phlegmasies des tissus internes de l'œil. Les symptômes de la capsulite sont *subjectifs* ou *objectifs* ; on découvre ces derniers à l'aide d'une bonne loupe, long temps avant (un an ou deux) qu'ils deviennent visibles à l'œil nu. Le brouillard, le trouble de la vue, sont les premiers symptômes perçus par le malade; l'opacité de la capsule forme au début un milieu plus épais, que sont obligés de traverser les rayons lumineux, et où ils subissent une réfraction plus ou moins active : de là une espèce de nuage, de brouillard, que le malade per-

çoit autour d'une lumière, laquelle auréole augmente de circonférence au fur et à mesure qu'il
s'en éloigne, et diminue quand il s'en rapproche.
Plus tard les exsudations séreuses de la capsule se
concrétant à la surface, produisent diverses taches
sur la rétine auxquelles on a donné le nom de
symptômes *myodéoptiques*. Le malade voit passer
sous ses yeux des fils, des mouches, des points,
des espèces de roues, etc.; ces symptômes sont
fixes ou adhérents à la capsule, mobiles ou dépendants de corpuscules tenus en suspension dans
l'humeur aqueuse. Lorsque la capsulite est de
nature congestive sanguine, à part les taches adhérentes à la cristalloïde, et que la loupe fait reconnaître pour peu qu'elles soient apparentes, il
se produit des points rouges, bruns, des injections
légères rosées, pointillées, etc. Les ophthalmologistes ne comprennent sous le nom de cataractes,
que les opacités plus ou moins apparentes à l'œil
nu ; c'est un mauvais moyen de procéder au diagnostic de maladies aussi graves avec le secours
seul des yeux, quand, par des instruments d'optique qui multiplient le volume des objets, on peut
les rendre apparents alors même qu'on croirait
pouvoir nier l'existence de ces symptômes; selon
nous, la capsulite qui, suivant régulièrement sa
période phlegmasique, ne se termine pas en peu de
temps par résolution, constitue la cataracte. La

rétinite congestive sanguine détermine la capsulite; la capsulite congestive sanguiné détermine
également la rétinite, ce qui s'explique par les dispositions anatomiques seules. La capsulite sénile,
la lentite, ou la cataracte lenticulaire, ne sollicitent point la rétinite irritative, si ce n'est dans les
circonstances où la capsule est phlogosée.

La photophobie qui suit le développement de
la capsulite indique l'irritation secondaire de la
rétine; toutes les fois qu'une personne affectée de
capsulite ou de cataracte capsulaire commençante,
comme on dit, éprouve en même temps un sentiment douloureux par l'impression du soleil, de la
lumière vive, il y a irritation sympathique de la
rétine; il y a névrite; si le malade voit passer sous
ses yeux des étincelles, des éclairs, des fils embrâ-
sés, etc., etc.; *photopsies* : c'est ce qu'on appelle
une cataracte compliquée d'amaurose.

C'est une opinion qui ne saurait faire honneur
aux ophthalmologistes qui la soutiennent, que de
croire que la cataracte qui a déterminé l'amaurose,
peut en devenant complète et par la cessation sup-
posée de la phlegmasie qui l'a accompagnée dans
sa marche, produire la guérison de l'amaurose :
cette opinion de Richter, appuyée sur le succès
d'une opération pratiquée dans une circonstance que ce célèbre chirurgien a cru semblable, a donné lieu à divers auteurs d'examiner

si la cataracte guérissait réellement l'amaurose, *an cataracta amaurosin solvit ?*

La capsulite, en se terminant par résolution, entraîne en effet la cessation de la photophobie ; mais lorsque les causes d'irritation congestive sanguine, qui ont produit l'inflammation de la capsule, occasionnent la phlogose du tissu de la rétine dont les branches artérielles se portent, quoique en petit nombre à la cristalloïde ; quand, pendant un développement de plusieurs mois, de plusieurs années même, que la cataracte met à devenir complète, la rétine a subi des modifications pathologiques, des altérations toujours plus graves, plus considérables ; que ses fonctions organiques et physiologiques ont été suspendues, son tissu altéré, désorganisé ; qu'il existe enfin une cécité rétinienne, une amaurose de la rétine, demander si la cataracte, en désorganisant de plus en plus le système cristallinien, en nuisant toujours davantage à la rétine, peut rétablir ses fonctions organiques de manière que, après l'extraction, l'œil soit apte à reprendre l'exercice de ses fonctions, c'est chose qui accuse et les oculistes et la science ophthalmologique. Voici le fait rapporté par Richter :
« Un homme de 20 ans, d'une *constitution* ro-
» buste, qui avait éprouvé de violents *chagrins,*
» ayant été *deux* fois atteint de la goutte, perdit
» la vue peu à peu et sans cause connue (*sponte*

» et *sensim*), au point qu'il voyait à peine de
» gros objets, la *pupille étant noire* et *pure, on dut*
» *penser qu'il était affecté d'amaurose.* Après
» avoir inutilement employé divers remèdes et la
» salivation mercurielle, l'année suivante la pu-
» pille se troubla ; il se déclara une cataracte.
» Malgré moi, dit Richter, je le soumis à l'opéra-
» tion, il m'était permis de croire qu'il existait
» une amaurose et une cataracte, de plus, les yeux
» étaient affectés d'une si grande *sensibilité* que
» le malade les tenait presque toujours couverts et
» ne supportait pas la *vive* lumière, la pupille était
» resserrée et presque fermée dès que les rayons
» lumineux la frappaient ; cependant comme
» elle était *mobile*, la cataracte de bonne cou-
» leur et que le malade distinguait le jour de la
» nuit, je pratiquai l'opération, l'humeur aqueuse
» s'écoula en grande abondance, l'inflammation
» fut peu active, le malade recouvra la vue, etc.»

Est-ce qu'une matière morbide, ajoute l'auteur,
portée sur la rétine ou le nerf optique a abandonné
ces organes par la suite, pour se porter sur la
lentille cristalline ? c'est probable! donc l'amaurose peut se changer en cataracte. Nous avons déjà
fait observer combien incomplètes et peu satisfai-
santes sont les observations d'amaurose rapportées par les auteurs ; d'après les principes que
nous avons exposés, il est facile de voir qu'il n'exis-

tait chez le malade de Richter d'autre symptôme
de rétinite qu'une photophobie intense, qu'au début les congestions choroïdienne et rétinienne
seules avaient déterminé une amblyopie ; que la
cataracte était de nature congestive sanguine ;
qu'une irritation légère de l'iris tenait la pupille
un peu contractée et cependant mobile ; qu'il n'est
pas dit que le malade ait été seulement saigné ;
qu'il eût éprouvé aucun symptôme photopsique,
pas même de céphalalgie; que sa constitution pléthorique sanguine le disposait en même temps
que la dyschrasie goutteuse aux congestions oculaires ; enfin que la cataracte, bien que successive
à la photophobie, n'était aucunement compliquée
de rétinite phlegmasique et par suite d'altération
organique ou de phlogose de la rétine, donc, au
lieu de conclure qu'une humeur a quitté la rétine
ou le nerf optique pour se porter sur la cataracte
probablement, il est plus rationnel de penser que le
malade était affecté d'une cataracte compliquée de
choroïdite, d'iritis et de photophobie développée
sous l'influence de congestions oculaires sanguines
et qu'il n'existait aucune *amaurose rétinienne*.

Nous avons, en effet, déjà fait observer que les
congestions sanguines de la rétine, de la choroïde,
de l'iris, etc., produisent une espèce de cécité incomplète, d'hémiopie, d'amblyopie, qui est bien
loin de devoir être rapportée à l'altération du tissu

rétinien et qu'il ne faut pas confondre avec celle qui se produit à la suite des autres causes que nous avons mentionnées. Si pour appuyer ce fait‘ on produisait d'autres exemples d'amauroses compliquées de cataractes complètes (avec photopsies seulement) guéries par les procédés opératoires, nous répondrions qu'en effet si l'amaurose *développée* en même temps que l'opacité du cristallin n'est pas complète, si la vision n'est pas tout à fait éteinte, le malade recouvre la vue *au moment de l'opération*, mais pour la perdre quelques jours après, ainsi qu'il arrivait, alors que, par les conseils des auteurs recommandés, nous pratiquions les procédés opératoires dans de semblables circonstances.

La lentite ou la cataracte lenticulaire ne peut être considérée comme cause de rétinite que dans les circonstances où l'opacité a déterminé l'irritation phlegmasique de la capsule. LES CATARACTES LENTICULAIRES *simples* NE DONNENT JAMAIS LIEU A AUCUNE PHOTOPHOBIE PENDANT LEUR DÉVELOPPEMENT, MAIS SEULEMENT LONGTEMPS APRÈS QU'ELLES SONT DEVENUES COMPLÈTES.

CHAPITRE X.

*Des affections sympathiques ou métastatiques
de la rétine, du nerf optique et du cerveau.*

Les affections sympathiques du système nerveux
oculaire présentent les mêmes caractères que les
phlegmasies ou les asthénies des organes primitivement affectés : celles de la rétine peuvent dépendre des affections des nerfs de la protubérance
cérébrale (trijumeau, facial, etc.), de ceux de l'o-
rigine de la moelle vertébrale, du système nerveux
des ganglions. L'irritation nerveuse sympathique
peut déterminer des congestions sanguines à la
suite des névrites ou des névralgies (métastases).

La rétinite asthénique suit, chez les enfants
épuisés par l'onanisme, le ramollissement de la
moelle épinière ; les névralgies faciales ont de tout
temps été regardées comme causes de cécité :
Heister a observé chez un enfant une amaurose
produite par une violente odontalgie ; certaines
affections de la vue ont été rapportées aux altérations des nerfs de l'ouïe, aux névralgies de l'estomac (Isen, Guillé, Vieussens). L'hystérie, l'hypo-
condrie, l'épilepsie, la grossesse, déterminent

souvent l'amblyopie ou l'amaurose (Richter, Scarpa, Beer, Weller). Sennertus cite plusieurs exemples de cécité survenue à la suite de la répercussion d'exanthèmes cutanés : Hoffmann, Ludwig, Gesler, ont vu la disparition subite de la teigne déterminer l'amaurose. Chez une fille jeune encore, dit Hoffmann, une éruption générale sur la peau ayant été interrompue, elle devint aveugle, sans qu'il fût possible de reconnaître autre chose dans les yeux qu'une distension extrême des pupilles ; Schmuclher, Sigellius, ont vu des rhumatismes du bras répercutés par l'action du froid sur la tête, occasionner la cécité. Appelé près d'une personne qui, après une chute dans un fossé, était devenue aveugle, ses règles s'étant supprimées, nous lui rendîmes la vue par le rappel de l'écoulement sanguin.

On a attribué certaines altérations de la vue à la suppression du mucus des narines, de la sueur, d'un catharre, à la répercussion du virus syphilitique (Boerhaave, Spigelius, Heister, Beer, Weller), à la présence de vers dans le tube intestinal (Richter, d'Aquin, Weller), à des convulsions (Vieussens, Sauvages), à la métastase de rhumatismes, de dartres, de scrofules, d'affections scorbutiques, à l'emploi des narcotiques, de la morelle, de la belladonne, etc.; à l'abus des boissons alcooliques. On cite des personnes devenues aveugles

pendant un violent accès de colique (Métius, Plater), à la suite du coït, de l'abstinence, de l'hy-
pocondrie, etc., etc. Tous ces faits ne laissent
aucun doute sur l'influence que les divers organes
à l'état pathologique peuvent exercer sur la rétine,
le nerf optique et le cerveau. Ces causes diverses
de cécité sont en général faciles à reconnaître ; le
malade, bien interrogé, les accuse dans la grande
majorité des cas ; les symptômes d'affections organiques qui ont précédé ceux du cerveau ou de la
rétine, les signes morbides relatifs à chacun doivent être pour les médecins des indications thérapeutiques qui embrassent l'art médical tout
entier.

Les affections sympathiques du système nerveux
oculaire ne produisent point l'amaurose subite
aussi fréquemment qu'on serait disposé à le croire ;
à part les apoplexies, l'affaiblissement de la vue et
l'amblyopie suivent la même marche que les affections organiques du cerveau ou de la rétine.

CHAPITRE XI.

De l'Amblyopie.

Nous distinguons l'affaiblissement de la vue, de l'amblyopie ; l'affaiblissement de la vue peut être l'effet de l'âge, des modifications organiques, de la diminution ou de la surabondance des humeurs de l'œil (de l'altération des fonctions des exhalants ou des absorbants), d'une légère asthénie de nutrition, effets qui ne constituent point une altération organique proprement dite, une maladie; les yeux comme les autres organes peuvent et doivent s'affaiblir à mesure que l'homme approche du terme de sa carrière; l'affaiblissement de la vue consiste dans la diminution de l'étendue ou de l'acuité de la faculté visuelle.

L'amblyopie, au contraire, consiste dans cette impossibilité où se trouve le malade, à la suite de l'apparition des *symptômes* qui caractérisent les affections de la rétine, du nerf optique ou du cerveau, de pouvoir distinguer certains objets, lire des caractères qu'il voyait peu auparavant.

L'amblyopie peut dépendre des altérations du cerveau, de celles de la rétine, et du nerf opti-

que, du ramollissement des tissus nerveux, d'exsudations phlogistiques déposées à la surface de la
rétine, ou de la choroïde, de l'opacité de la capsule, de la lentille, des humeurs de l'œil. L'affaiblissement, le trouble de la vue précèdent toujours
l'amblyopie dans les affections subaiguës ou chroniques du globe oculaire ; cette distinction est
nécessaire pour assurer le diagnostic dans les cas
difficiles ; aussi des personnes presbytes accusent
un affaiblissement de la vue, ne peuvent lire certains caractères à l'œil nu, qui pour cela ne sont
point affectées d'amblyopie, n'ont point à redouter
une cécité imminente. Les jeunes gens qui, pour
s'exempter du service militaire, diminuent l'é-
tendue de leur vue ne sont point amblyopes.

Tant que les personnes ne sont affectées que
d'un simple affaiblissement de la vue, les verres
qui multiplient le volume des objets leur sont
d'un grand secours ; si l'amblyopie est confirmée,
les malades sont obligés de les changer de temps
en temps à mesure que la maladie fait des progrès,
jusqu'à ce qu'enfin ils ne puissent plus en trouver
qui leur rendent la lecture possible ; c'est ce qui
arrive aux cataractés et aux amaurotiques. Très
rarement une personne voit aussi bien de près et
de loin, d'un œil que de l'autre ; nous traiterons
plus loin de l'état de la vue chez les divers individus.

On a pu remarquer que jusqu'à présent nous nous sommes appliqués surtout à exposer les symptômes d'invasion des maladies qui peuvent produire la cécité; ces signes pathologiques peuvent exister plus ou moins longtemps avant que l'amblyopie se manifeste, selon les diverses circonstances; une fois confirmée, de l'amblyopie à l'amaurose il n'y a qu'un pas; cette dernière est l'effet nécessaire des causes qui ont entraîné l'altération ou la perte partielle de la vue; les causes, les symptômes de l'amblyopie sont donc les causes, les symptômes de l'amaurose ou de la cécité amaurotique qui consiste dans la cessation des fonctions organiques ou physiologiques du système nerveux oculaire, de même que l'amblyopie n'est qu'un signe de l'altération de ces mêmes fonctions.

CHAPITRE XII.

Symptômes différentiels de la capsulite , de la lentite de la rétinite , de l'altération du pigment choroïdien, et de celle de la transparence de l'humeur vitrée.

On a regardé comme impossible, mais il est seulement difficile de reconnaître au début quelles altérations des milieux transparents de l'œil ont leur siége dans la capsule, le cristallin, et constituent les points de départ des affections désignées sous le nom de cataractes , ou quelles comprises sous le nom d'amaurose, se produisent objectives ou subjectives dans la rétine, à la face interne de la choroïde ou dans l'humeur vitrée. Pour y parvenir, il faut interroger méthodiquement et scrupuleusement le malade , et s'aider d'une bonne loupe, en ayant soin de le placer de la manière que nous avons indiquée dans le Traité des cataractes.

Cette importance de l'exactitude du diagnostic est si grande, que le médecin qui examine superficiellement le malade, s'expose à prendre une affection pour une autre, et à le soumettre à des traitements qui, au lieu de profiter à la guérison, peuvent donner plus de gravité à la maladie. Combien peu d'oculistes cependant, préfèrent jeter un coup d'œil sur le malade, et déclarer hautement leur opinion, que de se donner la peine de s'aider de ces moyens d'optique qui multiplient le volume des objets, les rendent apparents quand on ne peut les apercevoir à l'œil nu ; et font positifs et certains les signes pathologiques soupçonnés ou douteux? Le malade chez lequel se déclare l'altération de la transparence de la capsule, accuse, si la cause est de nature congestive, une légère photophobie, produite par l'irritation simultanée de la rétine, qui fournit à cette membrane quelques filets artériels, accompagnée du trouble de la vue, d'un léger brouillard qui voile certains objets; souvent c'est une espèce de fumée. Si l'humeur interstitielle est devenue plus épaisse par l'augmentation de sécrétion, en se plaçant à quelques pas d'une lumière, la nuit, il aperçoit une espèce de nuage, d'auréole circulaire, qui augmente de circonférence et diminue d'étendue, au fur et à mesure qu'il s'éloigne davantage : effet de la dilatation plus grande de la pupille. A cette époque de la maladie, il est impossible de reconnaître l'épaississement de la membrane cristalline à l'œil nu ; un peu plus tard, ce brouillard se dessine, prend une forme irrégulière, présente des parties un peu plus épaisses :

c'est une espéce de gaze dont quelques mailles sont plus denses, parsemée de taches nébuleuses fixes, plus visibles, plus apparentes sur les objets éclairés, le papier blanc par exemple; moins apparentes dans la demi teinte, le matin et le soir. Le malade éprouve un léger sentiment de chaleur dans le globe oculaire, si la capsulite est de nature congestive; il sent quelquefois, par intervalle, une espèce de gravier engagé sous les paupières, que de légères frictions dissipent.

Si l'on examine l'œil à la loupe, pour peu qu'on ait l'habitude de se servir de cet instrument et d'estimer les distances, on découvre derrière la pupille et à une distance plus ou moins rapprochée, selon le volume de l'œil ou celui de la lentille, un espèce de trouble, une apparence plus matte au centre ou vers la circonférence du lieu qu'occupe la capsule; distinction favorisée par la comparaison des yeux d'une personne exempte de toute affection. Si le malade accuse la perception d'une gaze, dont quelques filets sont plus épais, on reconnaît toujours sur diverses parties de la capsule des points ou taches de sérosité épaissie, nacrées et plus brillantes, plus visibles que le reste de la membrane, disséminées et presque imperceptibles même à la loupe, rendues cependant plus sensibles, selon qu'on fait prendre au malade une position qui favorise davantage l'accès des rayons lumineux entre la pupille, qu'il es bon de dilater précédemment, et la cristalloïde. Quelque doute que puisse laisser cet examen objectif qu'on a rarement l'occasion de faire, si ce n'est quand un œil étant cataracté, le malade commence à craindre pour l'autre ; il cesse entièrement, si un ou deux mois après, on se livre à une seconde exploration de l'œil ; car ces symptômes sont devenus plus visibles.

Cette apparence nacrée et brillante, et pointillée de certaines parties de la cristalloïde , la distance de la pupille à laquelle elles se présentent, la forme du brouillard accusé par le malade, sont des indices caractéristiques de l'altération de la capsule dans sa circonférence antérieure (la partie postérieure de la capsule s'épaissit très rarement la première, et nous avons donné les moyens de diagnostiquer cette variété de la cataracte). Lorsqu'en effet, le brouillard, le trouble de la vue doivent être rapportés à l'altération de la transparence du cristallin, la tache que l'on découvre au centre de la pupille présente une apparence terne, matte, uniforme, séparée de la pupille par un cercle noir (l'ombre de l'iris répercutée), trois fois au moins plus volumineux que celui qui accompagne le développement de la capsulite, et qui souvent est presque nul ou intersecté. Ce trouble de la pupille paraît à la loupe placé à la distance d'une demi ligne de profondeur derrière la pupille, et souvent un peu plus éloigné, surtout chez les personnes qui ont le globe oculaire très volumineux. Rien de nacré, de brillant, aucun point disséminé, qui réfracte davantage les rayons lumineux, ne se découvre sur la lentille opaque. Le brouillard est toujours uniforme; il croît et décroît de circonférence, au fur et à mesure que le malade s'éloigne ou s'approche d'une bougie allumée.

Lorsque l'humeur de Morgagni s'altère en même temps ou à la suite de la capsulite, à part les symptômes myodéoptiques fixes causés par l'adhérence de divers points de sérosité concrète sur la capsule ou le cristallin, le malade voit passer lentement ou voltiger sous ses yeux des taches brunes, plus ou moins denses, des fils, de petits points obscurs qu'il fait mouvoir en sens divers, à l'aide des muscles de l'œil et à sa volonté. Le malade, affecté de capsulite ou de lentite, distingue encore les plus petits objets, peut lire les plus faibles caractères; mais il les aperçoit à travers un brouillard; des verres qui grossissent lui viennent en aide pendant un certain temps, mais ils finissent par ne plus être d'aucune utilité. Les épaississements des milieux transparents de l'œil, réfractant davantage les rayons lumineux, font les presbytes myopes. L'affaiblissement de la vue chez les personnes affectées de cataractes capsulaires ou lenticulaires

(la cataracte existe dès le moment où la prédominance des exhalants sur les absorbants, par suite
de la phlegmasie de la capsule, ou celle des absorbants sur les exhalants dans l'altération de la lentille, rend le rétablissement de ces fonctions impossible par les seules forces de la nature) dépen-
dant de l'altération de la transparence du cristallin
ou de la membrane qui l'enveloppe , cette opacité
étant le seul obstacle à la vision, il suit que tant
que les rayons lumineux, quelle que soit la réfraction qu'ils éprouvent, peuvent porter l'image de
certains objets sur la rétine, le malade, chez lequel
cette membrane n'est point altérée, en a encore la
perception, quoique confuse et trouble ; et qu'il
cesse de les voir, lorsque ces mêmes rayons lumineux, réfractés entièrement, ne peuvent plus
franchir l'obstacle. Dans les circonstances où le
trouble et l'affaiblissement de la vue peuvent être
rapportés aux affections des divers tissus qui composent la rétine, ou bien le brouillard qu'accuse le
malade est produit par des exsudations phlogistiques, déposées à la surface interne de cette membrane; ou l'amblyopie est le résultat de la compression ou de l'altération organique du tissu
nerveux dans ses divisions rétiniennes

Lorsqu'il se produit des exsudations plastiques
sur la rétine, dans les névrites et les congestions
sanguines, le brouillard que déclare le malade, le

trouble de la vue s'accroît d'une manière bien plus
rapide qu'à la suite des altérations cristalliniennes.
Il ne se modifie point aux mouvements de la pupille; s'accompagne des symptômes qui caractérisent les phlegmasies nerveuses et congestives de la
rétine. Observées à la loupe, dans la rémission de
la phlogose, la pupille ayant été précédemment dilatée au moyen d'une substance mydriatique, les
exsudations qui tapissent la rétine sont unifor-
mément répandues sur cette membrane, grisâtres
ou blanchâtres, souvent jaunâtres, présentent
une forme concave, et couvrent presque entièrement le pigment choroïdien, ou s'étendent sur lui
en larges plaques. Il existe toujours une photophobie intense et des photopsies, avec amblyopie;
le malade distingue beaucoup mieux les objets par
intervalles, et selon que la résolution de ces produits s'opère davantage. Lorsque l'amblyopie est le
résultat de la compression ou de l'altération des
divisions nerveuses de la rétine, elle cesse dans le
premier cas, sous l'influence d'une ou de plusieurs
saignées générales ou locales; dans le second, ce
n'est pas le brouillard, le trouble de la vue, dit le
malade lui-même, qui l'empêchent de distinguer
certains objets; il ne peut les voir, les reconnaître,
sans en accuser aucune cause. Cette apparence
des exsudations phlogistiques rétiniennes ne peut
être confondue avec l'opacité de la capsule ou de

la lentille , avec les dénudations partielles, l'absorption du pigment de la choroïde. Cette dernière apparaît sous forme de plaques dénudées, rougeâtres ; 'on distingue facilement , à la loupe , la texture de la choroïde à travers la rétine transparente, dont les dépôts plastiques ressortent bien davantage. Le tissu choroïdien dépouillé est parsemé de points ou taches brunes, lie de vin, disséminées dans le fond de l'œil; des espèces de fibres, de vaisseaux capillaires, s'irradient au milieu. Détachez avec soin la membrane choroïdienne, enlevez légèrement sur quelques points le pigment , y faisant couler un peu d'eau, déposez-la au fond d'un vase, ajoutez un peu d'eau par dessus, et vous obtiendrez les mêmes teintes objectives que présente, au fond de l'œil , cette membrane dépouillée; reflet auquel on a donné le nom d'œil de chat amaurotique (Beër). Le malade chez lequel on observe ces altérations organiques accuse en même temps les symptômes de diplopie , d'allotéropsie, etc., que nous avons attribués à la choroïdite, ou les a éprouvés précédemment.

Les altérations de la transparence de l'humeur vitrée , toujours consécutives aux affections de l'hyaloïde , pourraient, étudiées à la loupe, être facilement confondues dans leurs signes objectifs avec les précédentes. Il n'y a qu'une grande habitude d'observation qui puisse les faire reconnaître.

On les soupçonne avec raison à la suite des phlegmasies chroniques, ou des asthénies nutritives de
la rétine, de la choroïde, de l'iris et de la capsule,
plus souvent encore dans la sclérotite chronique.
Quelles sont, en effet, les altérations des fonctions
organiques de ces divers tissus, celles qui, par les
dispositions anatomiques seules, ne doivent nécessairement réagir sur la membrane hyaloïde ? Nous
avons exposé dans le traité des cataractes les
symptômes subjectifs des opacités partielles de
l'humeur vitrée : chez les personnes qu'on opère
de la cataracte, alors que la rétine a été débar-
rassée de l'obstacle qui s'opposait à la transmission
des rayons lumineux, les altérations de la transparence de l'humeur aqueuse consécutives au développement de la cataracte, ne se dissipent pas
ou se dissipent très rarement ; la lumière est toujours diversement réfractée, les images des objets
que l'on a peine à corriger avec des verres faits
exprès apparaissent diversement modifiées ; lorsque le cristallin et la capsule sont exempts d'altération, que la rétine et la choroïde ne paraissent
point, à la loupe, affectées dans leur teinte, que
des points ou de petites stries grisâtres se dessi-
nent à une distance moyenne entre la pupille et le
fond du globe oculaire, alors que le malade, sans
accuser un trouble considérable et uniforme de la
se plaint qu'il voit mieux certains objets dans

I

certaines positions , qu'il aperçoit sous ses yeux des fils étendus doubles et simples, affectant une forme déterminée, élastiques, contractiles, parsemés de taches brunes, ou opaques, ou semi-transparentes , toujours les mêmes et dans toutes les positions, et depuis longtemps ; on doit attribuer ces symptômes à l'altération de la transparence des divisions que la membrane hyaloïde prolonge dans l'humeur vitrée dont elle divise et embrasse les lobules. Ces altérations de la transparence de la membrane hyaloïde font aux malades le même effet que les lunettes dont les verres sont troubles, rayés, dépolis, sur les yeux des autres personnes (1).

(1) Nous les avons fait dessiner dans les planches à la fin du *Traité des cataractes.*

CHAPITRE XIII.

De l'Amaurose.

L'amaurose des yeux, l'obscurcissement de la vue (αμαυρωσις ομματων Hipp.,) a été définie par les anciens (Galien), *une cécité sans altération apparente de l'œil, cœcitas sine labe oculi conspicuâ.* L'amaurose, dit Paul d'Egine, « est souvent un par- » fait obstacle à la vision, sans affection manifeste » de l'œil, *perfectum impedimentum cernendi,* » *citrà ullam manifestam oculi affectionem* (1).» Boerhaave, le premier, a attaqué ces définitions; j'ai vu, dit-il « plusieurs personnes affectées d'amau- » rose à un seul œil, chez lesquelles j'ai toujours » trouvé la pupille de l'œil malade, immobile; » l'autre au contraire se contractait davantage à » l'approche d'une lumière ; » c'est pourquoi cet auteur définit l'amaurose, *une cécité dans laquelle le seul signe pathologique est l'immobilité de la pupille.*

(1) Dans un ouvrage publié tout récemment, nous avons lu que les anciens connaissaient aussi bien que nous ces maladies ; c'est aussi *mal* que le jeune auteur aurait dû dire.

Heister, disciple de Boerhaave, n'a point trouvé
cette définition assez exacte : il dit que l'amaurose
« est une cécité parfaite dans laquelle il n'existe
» d'autre vice extérieur de l'œil, qu'une dilatation
» légère et une presque immobilité de la pupille. »
St. Yves ayant observé que dans un grand nombre
d'amauroses, les pupilles, au lieu d'être dilatées,
étaient au contraire resserrées, rejeta la définition
d'Heister et ne conserva comme symptôme d'a-
maurose que l'immobilité de l'iris. Sauvages dit :
« que l'amaurose est une cécité, avec immobilité
» des pupilles et sans opacité sensible de l'œil. »

Les médecins arabes appelaient l'amaurose,
goutte sereine, goutte *claire* ; ils pensaient qu'une
goutte d'humeur obstruait l'extrémité du nerf optique ; ce signe pathologique de l'iris, l'immobilité
de la pupille, est encore regardé de nos jours par
les ophthalmologistes, à quelques exceptions près,
comme un symptôme d'amaurose, bien qu'on
rencontre tous les jours des personnes parfaitement aveugles, chez lesquelles la pupille est parfaitement mobile aux deux yeux et se contracte
comme à l'état normal ; sous ce rapport du moins
il faut avouer que la science ophthalmologique a
fait peu de progrès. St. Yves cependant a dit : « De
» nombreuses observations m'ont appris que l'af-
» faiblissement de la vue n'est point en rapport
» avec l'altération des mouvements de la pupille,

» de *sorte que par elle on ne peut sûrement juger*
» *de l'état de la vue,* » souvent les pupilles sont
très dilatées et presque immobiles, et la vue est parfaite.

« J'ai vu, dit **Richter**, des malades et souvent
» (*non raro*) tout à fait aveugles, dont la pupille
» était mobile et se contractait fortement et vive-
» ment au plus léger contact de la lumière ; bien
» plus, sous l'influence des moyens qui rétablis-
» saient la vue, quelquefois la pupille conservait
» son immobilité.

Deux fois, Schmucker a observé l'amaurose parfaite unie à la mobilité des pupilles, « un enfant
» de 9 ans, dit Janin, qui depuis six mois était
» plongé dans des ténèbres si épaisses qu'il n'a-
» vait aucune perception de la plus vive lumière,
» présentait des pupilles à l'état normal de dilata-
» tion et qui se contractaient comme chez les
» personnes parfaitement saines des yeux. »

Il est positif que, d'après les dispositions anatomiques, les nerfs de l'iris qui, provenant du ganglion ophthalmique, se répandent entre la choroïde
et la sclérotique, peuvent être influencés d'une manière sympathique par les filets nerveux qui mettent ce ganglion en rapport avec les divers organes
de l'économie, irrités par certains états phlegmasiques de la sclérotique et de la choroïde, par la
surabondance de l'humeur vitrée, de l'humeur

aqueuse , etc. ; la lumière qui pénètre jusqu'à la rétine exerce sur eux, plus ou moins active, une influence réactionnelle : ce n'est point parce que les rayons lumineux excitent les nerfs de l'iris à travers la membrane séreuse que la pupille se contracte, il est prouvé qu'ils sont inertes, c'est par la réflexion de ceux qui n'ont point été absorbés assez tôt dans la chambre noire de l'œil ; outre cela, il existe entre le cerveau et l'iris, au moyen du nerf optique et de la rétine, des relations directes ; dans l'arachnitis, la cérebrite aiguë, des symptômes d'irritation se produisent en même temps ou simultanément dans l'œil et le cerveau, de même dans les névroses et les asthénies cérébrales. Dans le nombre considérable des affections organiques ou sympathiques du globe oculaire, peut-on faire la part de celles qui peuvent produire l'amaurose, et laisser cependant les nerfs de l'iris sensibles et irritables ? nous le pensons, et ce sera le sujet d'un mémoire pour lequel nous rassemblons des documents.

Les ophthalmologistes modernes ont suivi les errements des auteurs anciens sur cette question. « Les signes objectifs de l'amaurose, dit Weller, » page 5, résident principalement dans la pupille; » celle-ci est tantôt trop grande, tantôt trop pe- » tite ; mais presque constamment elle paraît an- » guleuse et déplacée.

Le même définit l'amaurose, « une véritable
» cécité dont la cause dépend des parties ner-
» veuses qui, à l'état normal, président à la vision.
L'auteur le plus moderne (1), M. le docteur Sichel,
a dit : « l'amaurose consiste dans la perte complète
» ou incomplète de la vue, par suite d'un état pa-
» thologique de la rétine, ou des parties qui lui
» donnent naissance, état pathologique non ac-
» compagné de phénomènes matériels *appré-*
» *ciables* et *constants*, et ne présentant *aucun*
» symptôme auquel on puisse donner le nom de
» pathognomonique.

Si l'on se rapporte à l'étude de l'étiologie et à
l'examen des signes pathologiques que nous avons
assignés aux affections diverses de la rétine, du
nerf optique, du cerveau, des membranes et humeurs du globe oculaire interne, etc., il sera facile
de reconnaître qu'il n'existe pas *une seule variété*
de *l'amaurose* ou de *l'amblyopie*, qu'il ne soit
facile de diagnostiquer non-seulement au début,
mais pendant son développement ; qui ne s'accompagne de signes, de phénomènes *exacts, positifs,*
appréciables et *constants*, de symptômes *subjectifs*

______

(1) Nous ne citons pas M. Carron du Villards, dont les écrits
sur l'ophtalmologie, bien que nombreux et volumineux, ne
sont, en conscience, que des compilations recommandables,
seulement sous le rapport du style.

ou *objectifs pathognomoniques* enfin. Comparez la symptomatologie que nous avons tracée des névrites, des névroses, des congestions sanguines, des asthénies nerveuses ; celle des phlegmasies de la sclérotique, de la choroïde, de l'iris, de la capsule, de l'hyaloïde, des altérations de la transparence des humeurs de l'œil, est-il une seule affection qu'elle ne caractérise, une complication qu'elle ne révèle, une altération qu'elle ne rende manifeste, un effet pathologique dont elle ne donne la cause et l'explication ? Quelle autre des maladies générales de l'économie se présente avec des caractères plus spéciaux, plus positifs, plus évidents. Quand le médecin saura-t-il mieux ce qu'il doit faire ? Quelles indications curatives seront plus exactes, plus sûres ? C'est l'imperfection seule de l'étiologie qui, comme le dit Beer, est la cause du peu de succès qu'obtiennent les médecins dans le traitement des maladies qui causent la perte de la vue. Quelle confusion dans les symptômes ! Quels errements dans leur interprétation ! Citons Weller, l'auteur qui jusqu'à ce jour a dominé l'école ophthalmologique. « Dans » l'amaurose, la vue diminue ou est entièrement » abolie, tantôt dans un œil, tantôt dans tous les » deux à la fois ; ce symptôme est constant ; seu- » lement il est précédé ou accompagné de l'un ou » de l'autre des signes suivants : le malade éprouve

» *assez souvent* à la surface de l'œil, une *séche-*
» *resse incommode*; il lui semble que le globe
» oculaire est *chassé hors* de l'*orbite*; il se plaint
» fréquemment d'éprouver dans l'œil et les parties
» environnantes, une *certaine* sensation, ou un
» sentiment de plénitude *particulier* et une *pesan-*
» *teur* insolite; il est en même temps affecté de fré-
» quents *vertiges*, qui sont *ordinairement* suivis
» d'une diminution considérable de la vue, et
» *quelquefois* de violents *maux* de tête; parfois il
» hésite à mouvoir les paupières, parce qu'il croit
» sentir une *poussière fine* entre elles et le *globe*
» de l'œil; souvent l'amaurose se développe sous
» l'influence de céphalalgies *générales* ou d'hé-
» micranies périodiques; en *général*, cette affection
» est *souvent* précédée, pendant assez long temps,
» de ces sensations douloureuses que le malade
» éprouve néanmoins aussi fréquemment lorsqu'il
» y a déjà cécité d'un œil ou même de tous les deux
» à la fois : dans *quelques cas*, la douleur se ma-
» nifeste en même temps que commence la cécité;
» enfin il est des sujets chez qui la douleur la plus
» violente ne dure que jusqu'à la formation par-
» faite de l'amaurose après quoi elle se dissipe;
» il est des circonstances dans lesquelles les dou-
» leurs sont si vives que les malades perdent con-
» naissance et éprouvent des accès de fureur, dans
» les cas où l'amaurose étant parfaite, les autres

» sens et la mémoire commencent à s'affaiblir;
» cette affection est suivie d'une *mort prompte.*

» Quelquefois l'amaurose ne paraît affecter
» qu'une *moitié* de la *rétine,* le malade ne voit
» alors que la *moitié* des objets (hémiopsie), ou
» bien il lui semble que les objets qu'il considère
» sont privés de quelques-unes de leurs parties
» (*visus interruptus*), ou bien encore la faculté
» visuelle se trouve inégalement répartie dans la
» rétine; il en résulte que le malade *croit voir* des
» figures demi transparentes affectant la forme de
» lignes droites, circulaires ou sinueuses (*scoto-*
» *mata*) qui d'*abord* voltigent devant ses yeux et
» *ensuite deviennent fixes.* On donne à ce phéno-
» mène le nom de mouches volantes (myodéopsie);
» lorsque ces figures prennent la forme de réseau
» ou de gaze, on nomme cette *hallucination, visus*
» *reticulatus; souvent* le malade voit briller des
» lumières et des éclairs devant ses yeux (*pho-*
» *topsia*), *quelquefois* il est affecté d'une photo-
» phobie qui le met fréquemment dans l'impossi-
» bilité de reconnaître les plus petits objets, quoi-
» qu'ils soient faiblement éclairés (oxiopie); dans
» d'autres cas, les malades voient tous les objets
» enveloppés d'un brouillard, comme couverts
» d'une poussière de charbon (*visus nebulosus*),
» *tantôt* ils aperçoivent les objets doubles (*diplo-*
» *pia*), ou colorés (*crupsia*), surtout à leur cir-

» conférence; *tantôt* au contraire ils ne distinguent
» les couleurs qu'avec difficulté (*achromatopsia*),
» quelquefois ils louchent (*strabismus*), ou bien
» l'un des deux yeux a une direction oblique. Les
» personnes affectées de cette maladie sont sou-
» vent myopes, quelquefois presbytes, d'autres fois
» au contraire, les objets leur paraissent défi-
» gurés et déplacés (*visus defiguratus*). »

Telle est, selon les auteurs qui nous ont précédé,
la symptomatologie de l'amblyopie et de l'amaurose, que Weller a résumée; on voit que personne
avant nous n'a cherché à assigner *ces symptômes
aux tissus ou aux humeurs qui les produisent.*
Les causes de l'amaurose ont été mieux connues,
mieux appréciées par Beer surtout; mais tous les
ophthalmologistes sont tombés dans cette erreur
qu'ils ont fait de l'amaurose et de l'amblyopie des
maladies, quand ce ne sont que des symptômes de
la terminaison d'une foule d'affections diverses par
la cécité; il semble en effet, à lire leurs ouvrages,
que l'amaurose soit une simple phlegmasie, une
espèce d'inflammation locale, et que le malade
aveugle peut et doit être traité comme celui chez
lequel d'autres fonctions organiques ne sont que
suspendues ou momentanément interrompues.

Mais si les causes de l'amaurose ont été assez
bien appréciées par les ophthalmologistes, ils n'en
ont pas moins pensé qu'elles portaient confusé-

ment leur action, quelquefois sur la rétine, tantôt sur le cerveau et spécialement sur le nerf optique, les divisant en disposantes ou prochaines.

Les causes disposantes sont les dyschrasies organiques, héréditaires, l'idiosyncrasie. (Bartholin rapporte qu'un moine perdait la vue toutes les fois qu'il se faisait la barbe, et la recouvrait en la laissant pousser; qu'un autre moine était frappé de cécité quand on lui coupait les cheveux) la faiblesse des organes internes de l'œil, l'hystérie (St. Yves, Clauder, Seinnert); les affections des viscères abdominaux (Richter, Heister).

Les altérations diverses des nerfs optiques (Valsalva , Riedlin), leur traction violente (Richter, Scheck), leur induration (Bleyny), leur contorsion (Morgagni) ; leurs blessures (Heister); leur atrophie (Scultet, Rolfincius) ; l'éclat du soleil (Galien) ; de la lune, (H. de Heer); les éclairs, la flamme, la neige, l'étude au microscope (Hosting), les tumeurs du cou, de la tête (Oëhmc, Muzell); les épanchements dans le cerveau , les efforts musculaires, les passions tristes (Hoffmann), les stimulants diffusibles, les aliments crus, indigestes, les poisons, les sudorifiques, les applications de caustiques, de vésicatoires, les bains chauds, les substances irritantes introduites dans les paupières, la suppression de la sueur, de la salive, les suppressions d'évacuations sanguines,

du pus des ulcères, des exanthèmes cutanés, fébri-
les, de la plique polonaise, de la goutte, les hémor-
ragies, les saignées générales, les vomissements,
la fatigue ; le coït immodéré, la faim, les convulsions, l'odontalgie, la colique, l'éternuement,
l'hémiplégie, l'ophthalmie, les fièvres, les lésions
du crâne, des paupières, des sourcils, les sympathies nerveuses, les vers, la syphilis, etc., etc.

Les causes prochaines sont : l'obstruction des
nerfs optiques, des canaux par où coulent les esprits animaux (Heister), la colliquation de l'humeur vitrée (suite, selon nous, de la phlogose de
l'hyaloïde), la paralysie des nerfs optiques, affections dont le siége peut être, selon Boerhaave, dans
la rétine, le nerf optique, les couches optiques ou
le cerveau, enfin l'absence des nerfs optiques.

Les mêmes causes qui, peu actives, occasionnent
insensiblement et peu à peu l'amblyopie, déterminent, très intenses, l'amaurose subite ou la cécité
complète.

Les secousses électriques, la foudre, l'apoplexie sanguine ou séreuse, (organiques ou métastatiques,) les percussions du crâne violentes, le
passage de l'obscurité au grand soleil, etc., etc.
Dans les métastases, la douleur abandonne subitement un organe de l'économie et se porte sur
celui de la vue.

Le malade peut être affecté de cécité, ne plus

distinguer aucun objet sans que cependant l'a-
maurose soit *complète* ; dans la paralysie parfaite,
les rayons lumineux les plus intenses ne produisent plus aucun effet sur le globe oculaire. Telles
sont les opinions des auteurs sur les causes et les
symptômes de ce qu'ils appellent l'amaurose.

CHAPITRE XIV.

De l'amaurose et de l'amblyopie simulées.

Si l'immobilité de la pupille, ou le mydriasis étaient, comme on l'a pensé jusqu'à ce jour, le seul symptôme de l'amaurose, le médecin pourrait facilement être trompé par les personnes qui ont intérêt à feindre la cécité, les jeunes conscrits, les mendiants qui veulent intéresser davantage à leur position, etc. Il suffit en effet, pour produire l'immobilité et la dilatation extrême des pupilles de déposer entre la conjonctive et la cornée, une solution concentrée d'extrait de belladone, ou de tout autre mydriatique, ou d'en frictionner le front ou d'en absorber par la voie de l'estomac ; mais comme l'effet de ces substances n'est que de peu de durée, en mettant les personnes dans l'impossibilité de renouveler ces mêmes applications, la fraude serait facilement découverte. Si, au lieu d'être parfaitement ronde, la pupille des personnes qui prétendent ne point voir est ovale, anguleuse, frangée, dilatée ou rétrécie, il est un moyen conseillé par Pline et après lui, par Boerhaave, connu surtout en médecine vétérinaire, qui consiste à distraire l'attention des malades et à pousser vivement l'index vers l'œil soupçonné ; si le malade cligne les paupières, il est trahi ; par ce moyen, dit Boerhaave, j'ai découvert la fraude chez un individu qui feignait des accès épileptiques pendant lesquels il tenait les yeux fixes et prétendait ne rien voir et ne rien sentir. Lorsque la pupille d'un œil malade se contracte par sympathie, il suffit de tenir le bon œil fermé et d'approcher une lumière de l'autre qui reste alors immobile.

Morgagni prétend qu'une pression subite sur le globe d'un œil vraiment amaurotique ne produit aucun symptôme de photopsie ; cela est vrai quant à la paralysie complète de la rétine et du nerf optique ; mais ce n'est point exact dans certains cas de cécité dans lesquels la sensibilité nerveuse n'est pas entièrement éteinte dans toutes les parties de la rétine.

Il est bien plus difficile de reconnaître si l'amblyopie, si l'affaiblissement de la vue accusé par le malade est bien réellement tel qu'il le prétend. Il est des gens qui se présentent pour subir les épreuves qui libèrent du service militaire, qui ne peuvent lire avec les *numéros* des verres exigés, et qui cependant sont hors d'état de se conduire, si ce n'est avec les plus grandes précautions, le soir par les rues, qui, pendant le jour, ne peuvent distinguer un homme d'une femme à plus de quinze ou vingt pas, par exemple, sous l'influence des affections amaurotiques dont leurs yeux sont travaillés.

Autant il est juste de sévir contre l'imposture, autant il est désolant de voir des malheureux traînés de conseils en conseils, et déclarés propres au service, quand leurs yeux ne peuvent assez leur suffire. Or, en interrogeant les malades sur les causes de leur affection, l'hérédité, en étudiant leur idiosynchrasie, en les questionnant sur les symptômes qu'ils ont dû nécessairement éprouver ; en tenant compte des altérations objectives, non-seulement de la pupille, mais des autres tissus et humeurs de l'œil examinés attentivement à la loupe ; en jugeant de ce qu'ils *peuvent voir* par ce qu'ils *voient encore*, etc. , etc., il est impossible qu'un médecin instruit puisse être induit en erreur. Souvent il existe des dispositions organiques du front, de la tête, des sourcils, du globe de l'œil, que, ainsi que les anomalies de la forme de la pupille, il est impossible de simuler ; le trouble des humeurs de l'œil, les injections scléro-choroïdiennes militent en faveur de l'inculpé ; que si le malade prétend (supposition à laquelle il serait plus difficile de répondre) que l'état de sa vue n'est pas accidentel, qu'il est ainsi de naissance, la loi même a prévu ce cas, et exige l'attestation de personnes qui l'ont connu et qui ne l'ont point perdu de vue.

Il est facile à quelques presbytes de diminuer l'étendue de leur vue (ce qui n'est pas une amblyopie) en s'accoutumant à lire et à voir avec des verres convenables aux myopes, de se rendre myopes ; mais que pendant quelques semaines ils cessent cet exercice, qui n'est pas toujours sans danger, et il ne leur sera plus possible de subir la même épreuve.

On peut encore mettre sous les yeux des personnes qui feignent l'amblyopie, des verres alternativement convexes ou concaves, et juger si l'état de la vue est en rapport avec l'effet qu'ils doivent nécessairement produire.

A la configuration externe du globe oculaire, à l'espèce de *luscitas* de leurs regards, à leur démarche, à la manière dont ils cherchent à voir les petits objets, à la distance où ils sont forcés de porter les livres pour pouvoir lire, surtout si les caractères sont microscopiques, il est impossible de se méprendre sur les myopes et sur l'étendue de leur vue.

CHAPITRE XV.

Pronostic de l'amaurose.

On verra par l'exposé que nous allons faire de quelques faits rapportés par les auteurs, que quelles que soient les causes des affections amaurotiques, alors qu'elles ont déterminé l'amblyopie ou l'amaurose, la cure en est, sinon fréquente et facile, du moins possible, excepté dans les circonstances où elles ont entraîné, non pas seulement la paralysie *subite* des tissus nerveux ; mais la désorganisation des diverses membranes et humeurs du globe oculaire, la paralysie lente et chronique du nerf optique ou de la pulpe cérébrale.

Le malade qui, sous l'influence d'une affection amaurotique chronique, dont l'origine remonte souvent à plusieurs années, est devenu aveugle, doit rarement s'attendre à guérir parfaitement ; plus souvent on ramène l'amaurose à l'état d'amblyopie, ou il reste toujours un certain affaiblissement, un trouble de la vue.

Celui qui est devenu subitement aveugle à la

suite d'une affection métastatique, si le médecin parvient à rappeler l'irritation à son siége primitif, guérit d'une manière plus parfaite. C'est au moment même de l'accident que les secours de l'art sont surtout efficaces ; plus la maladie est ancienne, plus grandes sont les difficultés.

Maître Jean dit que chercher *un* remède à l'amaurose, c'est chercher la pierre philosophale ; il prétend que ceux qui ont cru avoir guéri des amaurotiques en ont imposé à eux-mêmes.

J'ai cru jusqu'à présent, dit Saint-Yves, que l'amaurose était incurable ; cependant les faits m'ont démontré le contraire. Selon Scarpa, l'amaurose confirmée est tout à fait incurable. *E una malattia assolut amente incurabile.*

Cinq fois, dit Richter, j'ai parfaitement guéri l'amaurose confirmée ; j'ai quelquefois dissipé l'amblyopie ; j'ai rendu un peu de vue à des personnes tout à fait aveugles.

Boerhaave a fait observer que ces maladies, que nous ne pouvons guérir, la nature les guérit elle-même souvent.

« Morbus iste sæpé occurrit ; et pro desperato » habetur, qui tamen *centiès* curatur, etiamsi » curari *nesciamus*, neque enim quisquam curat » apoplexiam quin et hunc morbum curet. »

Les amauroses qui succèdent aux fièvres cérébrales, à l'arachnoïdite, etc. (névrites cérébro-rétiniennes simples ou compliquées de congestions sanguines), sont rarement incurables.

Une femme de quarante ans, dit Sachès, très irascible, ayant, pendant plusieurs années, éprouvé des symptômes épileptiques, voyait pendant les accès, scintiller sous ses yeux des éclairs, des flammes étincelantes ; il lui semblait que toute la maison était en feu ; elle perdit la vue pendant un de ces accès, et la recouvra peu à peu par la disparition de ces mêmes accès épileptiques.

Albrecht rapporte qu'une femme de vingt-deux ans, après une vive frayeur qui la fit trembler de tous ses membres, sentit que sa vue se troublait ; le lendemain ayant éprouvé de légères attaques d'épilepsie, elle devint aveugle ; elle guérit par des remèdes convenables, dit cet auteur, et l'usage des diaphorétiques dissipa un peu d'obscurité qui lui restait dans la vue.

Il serait inutile de rapporter un grand nombre de faits constatant la cure d'amauroses consécutives aux phlegmasies cérébrales, ce qui ne nous fait point révoquer en doute ceux qu'a rapportés M. le docteur Gondret, même concernant des cataractes de cause congestive sanguine secondaire aux congestions cérébrales, et dont on trouve des exemples dans presque tous les ouvrages des ophthalmologistes.

Boerhaave, Riedlin, Bucholtz, Gredling, ont guéri des amauroses par le rétablissement des hémorroïdes, des menstrues; Heister, un aveugle qui, depuis sept mois, avait perdu la vue; Storck, une femme aveugle depuis sept ans; Brindelius, une femme frappée de cécité depuis quatorze ans. Collin a guéri six personnes aveugles des suites d'une fièvre aiguë, par l'emploi de l'arnica, Richter par les purgatifs. Storck, par le même moyen, a guéri trois aveugles, Beer, Weller, en procurant l'expulsion des vers du canal intestinal chez des enfants. L'ictère, dit Hagendorn, guérit l'amaurose.

Storck raconte qu'une femme aveugle recouvra la vue au moment où se rompit un abcès qu'elle portait à la gorge. Des cures d'amaurose compliquée de mydriasis et de céphalalgie chronique, ont été opérées par Collin, Heister, Watson, etc. Nootganel a vu deux hommes chez lesquels les pupilles étaient parfaitement mobiles, et qui cependant n'ont jamais pu recouvrer la vue. Je n'ai jamais considéré, dit Richter, l'amaurose comme curable quand il existait de la pâleur derrière la pupille; nous sommes loin de partager cette opinion trop générale.

L'amaurose produite par les phlegmasies de la sclérotique, de la choroïde, de l'iris, qui s'est déclarée à la suite de névroses de la rétine, de congestion sanguine de cette membrane, qui est sympathique des affections des autres organes de l'économie, qui reconnaît pour causes les altérations des principes qui constituent le sang artériel et veineux, la psore, la syphilis, le scorbut, etc., etc., est curable, non pas toujours, non pas chez tous les individus ; mais généralement, et quand le malade est surtout récemment aveugle.

Les amauroses de nature asthénique ou paralytique, quand la marche des affections a été lente et chronique, peuvent être avec raison considérées comme incurables; de même celles qui proviennent du ramollissement, de l'induration des parties nerveuses, qui sont la suite des apoplexies désorganisatrices des parties du cerveau où se passent les phénomènes de la vision, etc., etc.

L'amélioration dans le traitement des amauroses se fait d'autant plus attendre que la maladie est plus compliquée, plus invétérée ; on reconnaît les causes diverses de l'amaurose, la nature de la maladie par le commémoratif des symptômes qui se sont produits au début et en ont accompagné le développement, symptômes de rétinite primitive ou consécutive de cérébrite; de sclérotite, de choroïdite, etc., etc.

C'est pour les personnes affectées de maladies

qui peuvent occasionner le trouble, l'altération de la vue, l'amblyopie et l'amaurose, que ce distique latin a sans doute été composé :

Principiis obsta, serò medicina paratur
Quùm mala per longas invaluere moras.

que nous avons traduit par cet axiôme : *La cécilé ne se développe en général, que par l'incurie des malades.*

CHAPITRE XVI

Traitements.

On oppose aux affections amaurotiques des moyens thérapeutiques qui nécessitent l'ouvrage de la main (χειρ, εργον) des moyens chirurgicaux, le Jatre ou le médecin (ιατρος, guérisseur, medicus,) emploie de préférence diverses substances dont il connaît la propriété et les administre par la voie de l'estomac ou en les déposant sur la peau externe; cette dernière méthode est appelée iatraleptique, par frictions, par absorption cutanée. Les substances médicamenteuses administrées à l'intérieur sont portées, dans le torrent de la circulation au moyen des branches artérielles, parviennent dans les divers tissus internes de l'œil lorsque, malgré son *intelligence organique*, l'estomac les admet parmi les substances alimentaires ou quand elles n'affectent pas trop désagréablement sa sensibilité. Les agents médicinaux déposés sur le front, les paupières et les tempes parviennent par la voie de l'absorption dans les tissus internes de l'œil qu'ils modifient selon leurs diverses propriétés et l'état pathologique.

Ces propriétés diverses des substances curatives ont été classées selon leur mode d'action générale à certaines doses et chez le plus grand nombre des individus, et leurs effets ne sont pas seulement différents selon les circonstances; mais souvent encore contraires, opposés. (1) A moins de faire un traité spécial de thérapeutique oculaire, nous sommes obligés de nous servir de la classification généralement adoptée.

l'absorption des médicaments actifs, de ceux qui peuvent aider les forces de la nature, modifier la contractilité organique, la sensibilité nerveuse, se fait en peu de temps : dans une heure à peu près les substances déposées sur le front, les paupières et les tempes sont portées à l'intérieur de l'œil, ont pénétré les divers tissus, fait sentir leur influence aux diverses membranes, de légères frictions favorisent singulièrement cette absorption. Les médicaments dits toniques, stimulants, résolutifs, narcotiques, astringents, etc., produisent plus vite, plus sûrement, plus immédiatement leur effet que lorsqu'on les administre par la voie de l'estomac. Nier cette absorption cutanée et cette transmission des substances médicamenteuses, c'est douter d'une

(1) Ainsi l'opium est narcotique, stimulant, tonique, diaphorétique, stupéfiant, selon les doses et les susceptibilités individuelles, et loin de faire toujours dormir.

chose qu'on n'a pas essayée par négligence ou pré-
vention. Déposez un dixième de grain d'extrait de
belladone concentré au centre de la paupière
supérieure, la pupille sera dilatée une demi heure
après, administrez-en deux grains à l'intérieur,
elle ne se dilatera que dans deux heures ou plus,
déposez sur le front une substance stimulante,
irritante, l'iris se dilatera (myosis). Voulez vous
faire subitement cesser la photophobie consécutive,
ou plutôt concomitante de la névrose de la rétine? des agens stupéfiants ou narcotiques déposés sur le front produiront sûrement cet effet ;
bien plus, de ces exsudations phlogistiques qui
accompagnent l'iritis parenchymateux, se produisent abondantes dans une nuit, vous procurerez
l'absortion complète ou presque complète par
des frictions de substances toniques et résolutives
pratiquées sur le front et les paupières etc. Mais
l'application des divers agents thérapeutiques, par
la méthode endermique ne peut se traduire même
en préceptes généraux dans l'état actuel des connaissances des propriétés des substances médicinales.

Si l'administration des agents médicinaux par
la voie endermique. présente au médecin des
moyens d'action plus directs et dont il peut plus
sûrement se rendre compte et surveiller les effets,
il ne retire pas moins d'avantage de l'administra-

tion de ces mêmes substances en les portant dans le torrent de la circulation par la voie de l'estomac; il est même des affections amaurotiques dans lesquelles ce moyen est bien préférable, ou doit venir en aide au précédent.

Le médecin ophtalmologiste appelé à procurer la guérison d'affections généralement chroniques, invétérées, ne doit négliger aucun des moyens que l'art peut mettre à sa disposition : les maladies qui causent la perte de la vue ne sont, dans la grande majorité des cas, que la suite de dispositions générales morbides, rarement ces affections sont organiques, bornées aux tissus internes de l'œil. Pour nous qui ne considérons les agents thérapeutiques que comme des moyens *rationnels* et *positifs* de produire un effet prévu et déterminé, de solliciter certaines excitations dans les divers tissus qui composent chaque membrane, de produire certaines modifications dans leurs capillaires, de calmer ou de surexciter la sensibilité nerveuse, d'aider l'action des absorbants, de solliciter ou de diminuer celle des exhalants, de remédier à l'altération des principes qui constituent le sang artériel ou veineux, et qui, de l'ensemble de ces modifications sagement sollicitées attendent le rétablissement des fonctions organiques ou la guérison... les moyens curatifs les substances médicinales ne valent qu'autant qu'elles produisent

des symptômes *subjectifs* ou *objectifs* d'amélioration.

D'après cela peut-il exister un remède, un collyre, une pommade qui guérissent l'amaurose ? Qui
produise avec intelligence tant d'effets opposés ?
peut-on formuler l'emploi des substances médicamenteuses ? quelle substance irritante ne déter-
minera aucune inflammation et dans quelle circonstance ? quand, comment, à quelles doses,
sur quelles constitutions, à quelle époque de la
maladie il faut saigner et combien de fois ? purger
et combien de fois ? employer les antiphlogistiques,
les narcotiques, les excitants, les astringents, les
répercussifs, les antispasmodiques ; les cesser, les
reprendre, les combiner? etc., etc. On ne peut
répondre à toutes ces questions qu'en présence du
malade, aucun auteur ne l'a fait avant nous, et
personne ne le fera. Traçons donc des règles
générales de thérapeutique, et laissons à chacun
l'art de les appliquer à la plus grande satisfaction
du malade et de lui.

CHAPITRE XVII.

Traitement de la rétine simple et primitive.

De quelle nature que soit la cause qui occasionne le trouble, l'altération de la vue ou l'amblyopie, il faut toujours faire concourir une médication générale, un traitement interne et une diète raisonnée, avec les moyens spécialement dirigés contre les affections organiques de la rétine et des autres tissus internes de l'œil, commencer par veiller au rétablissement de l'équilibre des fonctions entre les divers organes de l'économie, s'assurer que les fonctions de nutrition, de sécrétion, d'absorption, que la circulation, la digestion sont à l'état normal, etc. Commencer par rappeler les transpirations, les sécrétions supprimées, les hémorroïdes, etc. Lorsque la névrite de la rétine a été déterminée par l'action trop intense des rayons lumineux, le passage brusque d'un lieu sombre au soleil, à la lumière vive, par une application trop assidue, un travail fatiguant, la première indication est de combattre l'irritation phlegmasique par une ou plusieurs saignées générales, de veiller à ce qu'il ne se produise aucun symptôme de phlogose cérébrale; on est quelquefois obligé de

recourir à l'emploi de saignées locales : les sangsues, les ventouses scarifiées aux tempes, derrière ou devant les oreilles. On juge de la puissance des moyens mis en usage par la rémission
qu'ils procurent dans les douleurs et la multiplicité ou l'acuité des symptômes photopsiques ; on
s'assure en insistant davantage et plus tard sur
les déplétions sanguines contre les exsudations
plastiques qui suivent nécessairement plus ou
moins abondantes la phlegmasie. On calme la chaleur du globe oculaire par des applications d'eau
froide dont on peut abaisser peu à peu la température au moyen de la glace, on procure la résolution des exsudations plastiques par des frictions
pratiquées sur le front, les paupières et les tempes
avec des substances toniques, excitantes et résolutives, il est bon de les alterner de médicaments
calmants, narcotiques, stupéfiants même, dont
l'effet est toujours plus sûr, plus efficace, à la
suite des émissions sanguines.

On vient en aide à tous ces moyens par la diète,
qui est le meilleur *dérivatif* sur l'estomac, par
les bains de pieds synapisés, les ventouses monstres inventées par le docteur Junot, les purgatifs,
les drastiques chez les bilieux, etc.

Après la diminution ou la cessation des symptômes photopsiques ou photophobiques, le malade qu'on aura tenu renfermé dans une chambre

où la clarté de la lumière aura été mesurée à la susceptibilité des yeux, qui aura cessé toute occupation, tout travail pendant le traitement, devra s'exposer avec la plus grande précaution au soleil, à la lumière ; pour lui seul sont rationnellement convenables les verres légèrement colorés comme moyen curatif ; encore ne faut-il pas que la teinte de ces verres soit trop foncée, car les efforts que le malade est obligé de faire pour fixer certains objets, sont encore une cause d'irritation rétinienne.

La névrite simple n'est point une affection grave, si ce n'est dans les circonstances où l'intensité de la cause a déterminé subitement l'amblyopie ou l'amaurose. Dans ce dernier cas, si le médecin est appelé aussitôt après l'accident, des saignées générales abondantes, en même temps un vomitif ou un purgatif, les secousses électriques et galvaniques, les applications de glace sur la tête, sont les moyens les plus propres à rappeler la vision, à remédier à la décussation imprimée aux globules nerveux, à dissiper l'irritation phlogistique, à solliciter enfin l'irritabilité nerveuse, selon les circonstances.

Il est difficile de remonter à la cause des névroses dites primitives de la rétine, de ces affections nerveuses bornées au globe oculaire interne qui présentent les caractères que les auteurs ont attribués aux névralgies , douleurs lancinantes , vives, déchirantes, intermittentes ou périodiques, nous considérons les névroses de la rétine comme des rétinites rhumatismales ; elles affectent le type intermittent, se déclarent de préférence dans les variations atmosphériques, dans le passage du chaud au froid, se dissipent instantanément ; ce qui nous porte à émettre cette opinion , c'est que souvent liée aux phlegmasies de la sclérotique , nous avons vu cette affection céder à des traitements opposés à la sclérotite , au rappel de la transpiration vers la tête, aux fumigations émollientes , à des moyens hygiéniques , à l'application de la flanelle sur le front et les paupières pendant la nuit, en même temps que nous opposions aux douleurs nerveuses des frictions d'extrait de morelle, de jusquiame et d'aconit, pratiquées sur le front et les tempes ; depuis quelque temps nous avons même renoncé à recourir aux évacuations sanguines dans le traitement de la névrose simple de la rétine.

Le traitement de la névralgie de la rétine, de la névrite et de la névrose réunies, exerce surtout la sagacité du médecin; souvent consécutives l'une à l'autre, quelquefois symptomatiques, il n'est pas toujours facile de remonter aux causes. L'irritation névritique détermine un afflux plus considérable de fluide sur les cordons nerveux et de sang

dans les capillaires artériels, phénomène physiologique dans les autres tissus érectiles, la névrose
plus rarement occasionne la phlegmasie du tissu
nerveux. Quand les symptômes de la névralgie
rétinienne se produisent simultanément dans
cette complication de névrite et de névrose rétinienne, on doit d'abord combattre les accidents
inflammatoires, avec d'autant plus de raison qu'il
existe en même temps une augmentation, un afflux
considérable de sang dans les divisions artérielles,
non-seulement de la rétine, mais encore dans
celles de la capsule et de la membrane de l'humeur
vitrée qui leur sont consécutives; il est donc
indiqué de débuter par les saignées. Doit-on,
dans ce cas, préférer les saignées générales? Si
l'individu présente une constitution pléthorique,
si l'on peut être porté à croire qu'il est nécessaire
avant tout d'opérer une détente dans le système
circulatoire, il vaut mieux recourir d'abord à une
saignée générale, qu'on répétera selon l'effet, ou
à laquelle on substituera les applications de sangsues, ou les ventouses derrière les oreilles, on
aidera ces moyens en dérivant le sang vers les
extrémités, et l'on combattra la névrose par les
narcotiques, et les stupéfiants, les antispasmodiques, opposant aux symptômes phlegmasiques
mêlés aux symptômes d'irritation nerveuse, des
moyens antiphlogistiques et antispasmodiques

alternés ou réunis, et combinés selon les effets qu'on en obtiendra.

Les névralgies une fois dissipées, on a à redouter leur réapparition ; on aura soin d'en prévenir le malade, d'appeler son attention sur les causes, sur les symptômes primitifs qui accompagneront cette affection si elle venait à se déclarer de nouveau, afin de pouvoir y remédier plus sûrement et plus vite.

Le traitement de la rétinite congestive sanguine primitive exige l'emploi de la méthode antiphlogistique, non-seulement au début, mais souvent encore dans ses dernières périodes, et jusqu'à la disparition complète des signes phlegmasiques. Bien que les saignées générales semblent surtout indiquées, nous ne les croyons précisément pas toujours nécessaires au début ; nous avons souvent observé qu'on opérait bien plus facilement le dégorgement des capillaires artériels ou veineux par des saignées locales souvent répétées et peu abondantes. La pléthore générale réclame cependant une ou plusieurs saignées générales.

C'est toujours par les ramuscules artériels les plus déliés, comme le fait remarquer l'illustre auteur de la doctrine physiologique, tant critiqué de son vivant, que débute l'irritation inflammatoire à la suite de l'obstruction des vascularités supérieures. La primitivité des congestions sanguines de la rétine pourrait donc, non sans quelque fondement, être révoquée en doute; de plus il paraît positif que si l'effet phlegmasique se produit dans la rétine, la cause est dans certaines branches de l'arbre artériel ou dans l'altération du liquide qui stagne dans ses capillaires (1).

Quoiqu'il en soit, les symptômes que nous avons exposés démontrent que la rétine est sous l'influence d'une modification pathologique qui ne se borne pas à un simple engorgement vasculaire, mais qui irrite et enflamme le tissu nerveux, et sollicite des signes morbides de phlogose ou d'irritation sympathique, la photophobie, les photopsies; par les déplétions sanguines, les dérivatifs, la diète, les boissons délayantes ou rafraîchissantes, l'application de compresses imbibées d'eau froide, répercussive; on combat les congestions rétiniennes; on calme les irritations nerveuses par les stupéfiants, les narcotiques, les antispasmodiques; on facilite l'absorption des exsudations phlogistiques par des substances astringentes, toniques, résolutives, etc., appliquées par la méthode iatraleptique. Quelquefois à la suite des congestions sanguines de la rétine, il se pro-

(1) L'expérience démontre, et il est facile de s'assurer que chez presque tous les sujets affectés de rétinite congestive, il existe une dilatation considérable des branches de l'artère temporale et de leurs terminaisons.

duit des épanchements plus ou moins considérables de sang, apoplexies rétiniennes dont nous
avons exposé les symptômes.

Le traitement de la rétinite asthénique primitive,
de la paralysie commençante des divisions nerveuses qui se distribuent à la rétine, exclut abso-
ment tout moyen antiphlogistique, les saignées
locales et générales, les antispasmodiques, les
substances narcotiques, stupéfiantes. Cet épuisement de l'irritabilité nerveuse, de l'action des
fluides galvaniques nerveux est-il un effet de l'âge
avancé du malade, de l'agonie de ces divisions nerveuses ? Tout ce que peut l'art dans cette circonstance, c'est de retarder la marche de l'affection.
On conseille alors au malade des soins hygiéniques,
un régime tonique et stimulant, le vin vieux, le
café, un exercice modéré, l'usage de viandes nour-
rissantes ; il est bien de pratiquer de temps en
temps, sur le front et les tempes, des frictions
au moyen de substances toniques excitantes,
stimulantes, le sulfate de quinine, l'hydrochlorate
d'ammoniaque, les éthers, le phosphore dont on
retire dans certaines amauroses tant d'avantage, la
strichnine, l'arséniate de fer, de potasse. On aide
l'action de ces moyens en prescrivant à l'intérieur
les eaux de Spa, de Passy, d'Aumale; les tisannes
dépuratives de cochléaria, de cresson, de bardanne, etc., etc. Quelques secousses électriques

et galvaniques, mais modérées, produisent aussi un excellent effet. Sous ces moyens thérapeutiques la vue se ranime, l'œil rajeunit ; mais la blessure saigne toujours, *invisible*.

Il est un agent médicinal parfaitement indiqué dans la rétinite asthénique, et nuisible dans toutes les irritations phlegmasiques, non-seulement de la rétine, mais encore des autres membranes de l'œil, je veux parler de la *poudre de Laeyson*, mélange d'ammoniaque, de charbon, de chaux, de canelle, etc., le dégagement de l'ammoniaque irrite la sclérotique, facilite l'afflux des larmes, sollicite la sensibilité nerveuse, mais pour peu que la phlogose soit active, il ne sert qu'à la rendre plus intense. Dans les autres variétés de la rétinite, ce même moyen n'est pas à rejeter quelque temps après la cessation de toute irritation des tissus internes, et peut favoriser singulièrement l'absorption des exsudations séro-albumineuses, fibreuses, etc. C'est un excellent tonique, un bon stimulant.

CHAPITRE XVIII.

Traitement des affections du nerf optique.

Il est difficile de séparer les affections du nerf optique de celles de la rétine et du cerveau, dont il est le lien organique et physiologique ; dans les distractions violentes de ce nerf, quand à la suite d'une forte commotion, il a été tiraillé, si même l'œil a été chassé hors de l'orbite, on recommande de remettre les choses à leur place, et d'employer un traitement antiphlogistique énergique. On a vu en effet, et nous en avons cité deux exemples, que la distraction violente des nerfs optiques pouvait ne point entraîner la cécité. Lorsque la compression violente des nerfs optiques par des tumeurs développées sur leur trajet, des exostoses, est la cause des altérations de la vue, c'est contre ces accidents qu'il faut prévenir les malades. Souvent ces exostoses ou ces tumeurs sont de nature syphilitique, scrofuleuse, etc. Les dilatations anévrismatiques des artères cérébrales antérieures, de l'artère ophthalmique, peuvent également influencer le nerf optique ; de même les convulsions les contordent, les resserrent les uns sur les autres (Arachnitis).

L'atrésie des nerfs optiques peut être attribuée aux causes que nous venons de mentionner ; elle est consécutive aux affections cérébrales, à l'asthénie de nutrition.

Lorsque le nerf optique est affecté de paralysie, c'est plutôt à la suite des asthénies cérébrales qu'à la suite de celles de la rétine. Ce symptôme, que nous avons rapporté à l'irritation nerveuse ou congestive du nerf optique, ce *cordon phlegmasique*, cette sensation d'une corde qui d'un côté communique à certaines parties du cerveau, et de l'autre au centre du globe oculaire, accusée par les malades dans les inflammations cérébro-oculaires n'est point l'indication d'un traitement à opposer à l'affection du nerf optique, mais à celle du cerveau.

CHAPITRE XIX.

Traitement de la rétinite consécutive aux affections cérébrales.

Le but que doit se proposer le médecin ophthalmologiste dans le traitement de la rétinite secondaire, est de faire disparaître les signes pathologiques des modifications qu'éprouve la rétine dans le cours des phlegmasies ou des asthénies des organes primitivement affectés. Il peut y parvenir quelquefois par des moyens spécialement et seulement dirigés contre la maladie primitive; souvent il est obligé d'opposer en même temps un traitement spécial et simultané à celle de la rétine.

Lorsque la névrite de la rétine est secondaire à l'inflammation de l'arachnoïde, il se produit des symptômes de *photophobie* d'abord, puis de *photopsie* et d'*oxiopie* (nous ne parlons point des hallucinations, qui sont un signe pathologique de la phlogose cérébrale), il en est de même si la névrite, l'inflammation nerveuse du cerveau, réagit sur la rétine; dans ces circonstances, à la céphalalgie ont succédé les symptômes qui caractérisent les névralgies cérébrales, l'exaltation des

facultés intellectuelles, le délire, les mouvements
convulsifs, les secousses électriques, les douleurs
lancinantes, intermittentes, périodiques ou continues de la tête, etc., etc. Après avoir opposé à
la phlegmasie des méninges et du cerveau, les
saignées générales (on recommande celle du pied),
les sangsues au cou, aux tempes ou derrière les
oreilles, les pédiluves irritants, les synapismes ou
les vésicatoires, l'application de la glace sur la
tête, les purgatifs et les autres moyens généralement conseillés, les symptômes de la rétinite
peuvent s'être dissipés avec ceux de l'affection
principale, où il reste encore de la photophobie
et par temps des photopsies. Quelquefois encore
l'irritation nerveuse de la rétine a produit dans
cette membrane une irritation congestive, laquelle
se propageant à la membrane de l'humeur vitrée,
surexcite ces sécrétions, qui, épaissies par l'in-
suffisance des vaisseaux absorbants, produisent
les symptômes myodéoptiques, les vues de mouches volantes, les points opaques, que les noso-
graphes ont attribué à la cérébrite ou à l'arachnitis, et à la production desquelles la cristalloïde
n'est pas toujours étrangère. Dans ces circonstances,
il reste une névralgie, une congestion sanguine
de la rétine, ou d'autres altérations consécutives
des divers tissus du globe oculaire.

On doit revenir à l'emploi des saignées locales

pour combattre la photophobie;on alternera ces évacuations sanguines avec l'application de substances
narcotiques, stupéfiantes, antispasmodiques, etc.
On s'aidera de moyens propres à opérer des dériva-
tions sur le canal intestinal, les extrémités supérieures et inférieures des membres, un régime sévère, des boissons antispasmodiques (la valériane),
rafraîchissantes, les décoctions d'oseille, le jus
d'orange, de citron étendu d'eau, etc.). Rien n'est
plus propre à procurer la disparition des symptômes myodéoptiques de l'humeur vitrée et de l'humeur de Morgagni, qu'une diète sévère, aidée de
dérivatifs énergiques, de vésicatoires volants ap-
posés aux tempes ou derrière les oreilles en même
temps qu'on met en usage les ventouses monstres
du docteur Iunot. Tous ces moyens exigent
une attention assidue dans leur application, et
les soins consécutifs les plus minutieux.

Quand au *myosis* qui accompagne les névralgies
cérébro-rétiniennes, nous ne l'avons vu rebelle
que dans les circonstances où la choroïde était
sous l'influence d'affections invétérées, et alors
que l'iris avait contracté des adhérences.

Lorsque la rétinite congestive sanguine est secondaire aux congestions sanguines du cerveau,
la maladie de l'œil est des plus faciles et des plus
longues à guérir au début, des plus difficiles quand
l'affection est invétérée ; les malades apportent

eux-mêmes les plus grands obstacles à leur guérison. Les congestions du cerveau reconnaissent elles-mêmes des causes générales, la pléthore, les altérations du sang artériel et veineux, le développement extrême de l'arbre de la circulation, les fonctions surexcitées de l'estomac par une nourriture trop abondante, l'abus des excitants diffusibles, les excès de table, les passions vives; on doit commencer par changer peu à peu le régime du malade, substituer aux aliments trop nourrissants l'usage des viandes blanches, du poisson, recourir à des saignées générales peu abondantes; mais répétées de temps en temps, aux saignées locales surtout, aux dérivatifs, rétablir les suppressions, les épistaxis, les hémorrhoïdes, la sueur, les fonctions des divers organes de l'économie; les bains généraux un peu froids, des lotions froides sur le front et les paupières, l'emploi de médicaments astringents, les solutions de zinc, de sulfate de fer, les pommades d'oxyde rouge de plomb, d'extrait de ratanhia, de bistorte, appliquées par la méthode cutanée, complétent le traitement.

La chaleur du globe de l'œil, ce sentiment de grains de graviers introduits sous les paupières, les sensations des battements des artères temporales, sourcilières, palpébrales, de la rétine, etc.; la photophobie, la myodéopsie, l'hémiopie, se dissipent généralement à la suite des moyens employés pour combattre les congestions sanguines oculo-cérébrales.

Cependant les congestions cérébrales, quand elles ont existé depuis longtemps, et souvent même depuis plusieurs années, quand les malades ont par temps été travaillés de céphalalgies intenses, accompagnées des battements des artères, de trouble de la vue, d'étourdissements, de fourmillements dans les membres, etc., produisent quelquefois des épanchements dans la masse cérébrale à la suite desquels la vue s'altère ou s'éteint souvent tout à coup (apoplexies). Les phlegmasies de l'arachnoïde déterminent de même des épanchements de matière séreuse, il arrive alors deux choses, ou ces apoplexies entraînent la désorganisation des parties du cerveau où se passent les phénomènes de la vision, ou elles les affectent par sympathie ; dans le premier cas, la cécité est incurable ; dans le second, au fur et à mesure que la résorption des épanchements s'opère, la vue se rétablit ; c'est dans cette dernière circonstance qu'il faut avec raison préconiser la méthode dérivative, tant célébrée par M. le docteur Gondret, l'application des vésicatoires, des sétons, de la pommade ammoniacale, non pas précisément sur le front ou le sommet de la tête, mais loin du lieu où le malade accuse la douleur. Souvent même, non-seulement les affections de la rétine ; mais encore les phlegmasies de la cristalloïde se dissipent par les mêmes moyens, quand elles reconnaissent les mêmes causes. Si M. le docteur Gondret a eu tort de trop donner d'étendue, d'appliquer à toutes les cataractes, à toutes les amauroses, la méthode dérivative ; ceux qui l'ont critiqué, et en l'imitant souvent, n'ont pas moins de reproches à se faire et n'ont pas moins erré dans le diagnostic.

C'est donc et parce que la résolution des épanchements cérébraux s'opère par les forces de la nature et parce que ces dérivatifs leur viennent en aide, qu'il est rationnel et indiqué de les appliquer dans ces circonstances.

Les névralgies, les congestions sanguines primitives ou consécutives de la rétine, quand la marche de l'affection a été lente ou chronique, peuvent déterminer l'asthénie de la rétine, la paralysie d'abord partielle des divisions nerveuses par suite des altérations organiques ou de la suspension des fonctions de nutrition, de l'atrésie des vascularités artérielles ou veineuses, on ne peut attendre la guérison de cette dernière que du rétablissement des fonctions suspendues dans les autres parties.

Le traitement de la rétinite asthénique, consécutive à la paralysie commençante du cerveau est à peu près le même que celui que nous avons exposé en parlant de l'asthénie rétinienne, c'est à l'ophthalmologiste à le modifier selon les indications spéciales. Les asthénies, les congestions sanguines, les névralgies cérébrales, peuvent être elles-mêmes consécutives à des affections semblables des autres organes de l'économie.

CHAPITRE XX.

Traitement de la rétinite consécutive aux phlegmasies de la sclérotique.

Une règle générale à observer dans le traitement des rétinites consécutives aux irritations phlegmasiques des autres organes de l'économie, c'est de ne jamais diriger l'action thérapeutique des agents médicinaux d'une manière directe contre l'affection secondaire, tant que par les antiphlogistiques on n'a point obtenu la cessation ou du moins la rémission des symptômes inflammatoires dans les tissus primitivement affectés.

Lorsque la rétine s'irrite à la suite de la sclérotite ; c'est, avons-nous dit, la membrane séreuse qui s'enflamme la première, dans laquelle les fonctions des exhalants sont d'abord suspendues, il en résulte nécessairement un trouble des fonctions des vaisseaux absorbants un engorgement des capillarités artérielles, une irritation du tissu nerveux (névrite, congestion sanguine de la rétine), (myodéopsie).

Le traitement de la sclérotite est le même que

celui des autres séreuses internes de l'œil, la sclérotite est elle-même primitive ou consécutive;
nous admettons, en effet, et quelques auteurs ont
cru à l'iritis rhumatismal (Weller, Beer), pourquoi n'admettraient-ils pas avec nous le rhumatisme de la séreuse de l'humeur aqueuse, vitrée, de la cristalloïde? N'avons-nous pas donné
dans notre traité des altérations de la transparence du système cristallinien, les symptômes de
l'hyaloïdite rhumatismale? Si la sclérotite s'est
déclarée à la suite d'affections rhumatismales générales, fixes ou erratiques, on lui oppose (voir
pour plus amples détails les traités de Nosogra-
phie générale) les saignées générales et locales
les boissons acidulées, gommeuses ou émollientes,
un régime doux, l'usage de viandes blanches, des
légumes, l'abstinence du vin, du café, des alcooliques, les fomentations, les cataplasmes émol-
lients; préférablement à tout cela, on conseille les
sudorifiques, les bains de vapeurs, les douches
d'eaux minérales, des boues de St-Amant; à l'intérieur, les extraits de jusquiame, de ciguë, d'aconit, l'opium, le camphre, la résine de gayac, la
térébenthine, l'arnica, la digitale, le mercure,
le colchique, l'ammoniaque; le sulfure de potasse, le phosphore, etc., etc.

Lorsque la sclérotite est primitive, nous met-
tons en usage les saignées locales, les ventouses

sèches appliquées aux tempes, derrière les oreilles, au cou, entre les épaules, les fumigations émollientes portées sur le front, les yeux et la tête; nous recommandons au malade de se couvrir les yeux la nuit, avec de la flanelle; à l'intérieur, nous administrons des substances sudorifiques, nous pratiquons des frictions sur le front, avec l'iodure d'ammoniaque, l'extrait d'aconit, de colchique, d'opium, nous recommandons au malade d'éviter de s'exposer au froid. Nous avons soin de veiller au rétablissement de la sueur, des fonctions générales supprimées, nous excitons la péristalticité des fibres de l'estomac et des intestins par des minoratifs doux, des purgatifs salins, etc.

Souvent la conjonctivite ou la choroïdite compliquent la sclérotite; pour nous, les exsudations sanguines ou pygmenteuses, le cercle choroïdien, l'envahissement de la cornée par la sclérotique, sont purement des symptômes de choroïdite propagée à la sclérotique.

Le *myosis* qui accompagne la sclérotite est produit par l'irritation de l'iris commençant par la séreuse qui le tapisse. Le *mydriasis* qui succède à l'irritation phlogistique est quelquefois l'effet de l'augmentation de sécrétion des humeurs aqueuse et interstitielle ; les altérations de la forme de la pupille dépendent des adhérences que l'iris contracte avec les tissus voisins.

Les phlegmasies rhumatismales de l'iris, de la membrane de l'humeur aqueuse, de la capsule, de la membrane hyaloïde, consécutives à la sclérotite, exigent, qu'on insiste et avec modération, sur les divers moyens propres à combattre l'intensité des divers symptômes de chacune, au fur et à mesure qu'ils se produisent.

CHAPITRE XXI.

Traitement de la rétinite consécutive à la choroïdite.

Le traitement de la rétinite secondaire à la choroïdite est un de ceux par lesquels le médecin obtient les succès les plus heureux et souvent les plus inespérés; il n'est pas rare de voir *l'amaurose même complète* se dissiper sous leur influence, et ces cas de cécité ne sont pas les moins multipliés; les affections choroïdiennes jouent dans le globe oculaire un rôle au moins aussi important que celles du foie et du système veineux dans le reste de l'économie; une foule de maladies des divers tissus internes de l'œil se rapportent aux phlegmasies de la choroïde, phlegmasies désorganisatrices qui, par la suspension de la circulation générale oculaire, interceptent ou suspendent les fonctions d'absorption, de nutrition dans les divers tissus, troublent les humeurs, et déterminent successivement l'apparition de divers signes pathologiques qui les caractérisent; les phlegmasies de la choroïde étant le plus souvent des affections chroniques , il est rarement nécessaire de recourir à l'emploi de saignées générales , nous leur préférons les saignées locales appliquées en petite quantité et de temps en temps ; il est surtout important que le médecin s'étudie à combattre les dyschrasies sous l'influence desquelles s'est développée l'affection qui est souvent de nature psorique , arthritique , scrofuleuse , scorbutique , syphilitique , mercurielle , bilieuse , etc. , etc. Un traitement général sera d'abord opposé à ces causes générales. On remédie à l'altération des principes qui constituent le sang artériel et veineux par un régime convenable , les précautions hygiéniques , en favorisant la transpiration , le rappel des évacuations sanguines supprimées , des hémorrhoïdes , des menstrues , des sécrétions urinaires, par l'emploi de substances mercurielles dans les infections syphilitiques , du soufre dans la psore , des dépuratifs minéraux et végétaux , des substances excitantes , le cresson , le cochléaria , le raifort , la fumeterre , les eaux minérales ferrugineuses; des frictions doivent être pratiquées sur le front et les paupières avec le chlorure de potasse , l'arséniate de potasse , l'hydrochlorate d'ammoniaque. Quand la choroïdite est attribuée à l'asthénie de nutrition, on doit recourir surtout à l'emploi des excitants généraux et locaux ; le sulfate de quinine administré à l'intérieur et à l'extérieur, les eaux de Seltz, Vichy, la décoction d'écorce de Winter, de vanille; nous n'avons jamais retiré aucun avantage dans le traitement de la choroïdite des vésicatoires, des sétons; le galvanisme, l'électricité ne peuvent également être d'aucun secours; il n'en est pas de même des purgatifs, des drastiques qui souvent suffisent à produire une crise hémorrhoïdale salutaire, des bains de pieds, des manuluves irritants, de l'application des ventouses monstres, etc. L'allotéropsie, la diplopie, l'hémiopie, et les autres symptômes choroïdiens cèdent lentement, mais sûrement aux divers moyens thérapeutiques opposés sagement à la choroïdite; le cercle choroïdien ou arthritique se dissipe souvent, de même que le cercle sénile consécutif aux empiétements de la sclérotique sur la cornée, souvent encore la face interne de la choroïde se colore d'un nouveau pigment.

Certaines amauroses réputées incurables par nos confrères de Paris, et que nous considérons comme secondaires à diverses altérations de la choroïde guérissent parfaitement par nos soins, Nous possédons en ce moment plusieurs faits de ce genre, si nous ne leur donnons pas de publicité *c'est encore par égard pour eux et un peu par considération pour nous.*

Quel que soit le traitement adopté par le médecin, sur quelles indications, sur quels signes pathologiques qu'il ait pu s'appuyer, comme la nature n'est pas toujours obéissante aux règles de l'art, et qu'il peut se tromper; nous conseillons de juger seulement de la confiance qu'il faut accorder aux moyens thérapeutiques quelle que soit l'affection du globe oculaire, par les effets avantageux qu'on en obtient, c'est un symptôme d'aberration de jugement et d'impuissance médicale, que de s'obstiner à soumettre le patient à divers essais, aux mêmes traitements pendant des mois entiers, et quelquefois même des années, alors qu'on n'en obtient aucun résultat. Le médicament ou les moyens curatifs, s'ils sont actifs et indiqués doivent produire un ou plusieurs symptômes, si ce n'est à la première; ce sera à la cinquième ou dixième application, si ce symptôme *subjectif* ou *objectif* n'est pas un symptôme d'amélioration, c'est une preuve que le médecin erre dans les indications thérapeutiques, et que l'application de ces mêmes moyens est au moins inopportune; de là les diverses exceptions que souffrent les règles générales de thérapeutique.

Il n'y a par exemple, aucune substance *médicamenteuse* qui puisse procurer la guérison d'un organe tant qu'il est sous l'influence d'une inflammation aiguë ou sur-aiguë; voilà pourquoi les moyens irritants, stimulants, caustiques même, qui augmentent les phlegmasies aiguës de la rétine (la cautérisation de la cornée par exemple), produisent quelquefois un bon effet quand on les applique longtemps après la cessation de l'irritation. Ils agissent alors comme stimulants et toniques. Nous avons connu un oculiste en grande réputation, qui possédait un collyre souverain contre les inflammations de la conjonctive, (c'était un mélange de sulfate de zinc et d'eau de mélisse.) Il le conseillait dans toutes les circonstances, et s'étonnait autant des cures qu'il opérait, que de celles qu'il ne faisait pas. Nous lui apprîmes le secret de rendre son eau toujours efficace en dissipant les phlegmasies avant de l'employer.

La rétinite (la photophobie) consécutive à la *choroïdite* se dissipe en même temps que cette dernière, rarement il se déclare des photopsies ; les compressions de la rétine, et l'asthénie de nutrition sont les principales causes de l'amblyopie ou de l'amaurose consécutive aux altérations de la choroïde.

CHAPITRE XXII.

Traitement de la rétinite consécutive à l'iritis.

Nous avons considéré l'iritis séreux comme secondaire aux phlegmasies de la sclérotique ; l'iritis parenchymateux, quand il n'est pas de nature syphilitique ou mercurielle, reconnaît les mêmes causes et n'est jamais indépendant des modifications pathologiques de la choroïde ; ce qui s'explique par les dispositions anatomiques de ces membranes unies par leurs vascularités artérielles et veineuses. Le traitement de l'iritis simple est celui des affections choroïdiennes. S'il est une substance dont on ait abusé dans le traitement des altérations de la vue, c'est l'extrait de belladone généralement conseillé pour combattre l'iritis. Il n'est peut-être pas un seul malade aveugle ou presque aveugle, n'importe pour quelle cause qui n'en ait fait usage et longtemps. Chose étonnante ! Les auteurs qui ont attribué la guérison de l'amaurose à une foule de médicaments hétérogènes, n'ont jamais prétendu avoir guéri un seul aveugle au moyen de la belladone... *L'atropa belladona*, de la famille des solanées, plante dont les propriétés narcotiques et stupéfiantes procurent d'une manière supérieure à toute autre l'innervation des fibres nerveuses de l'iris et par suite la dilatation de la pupille, ne peut être d'aucune utilité au début de la phlegmasie simple de l'iris, dans la phlogose de cette membrane secondaire aux irritations congestives de la rétine, de la ʻchoroïde, du cerveau, dans l'iritis séreux *tant que dure l'inflammation,* dans l'iritis parenchymateux consécutif aux engorgements vasculaires de la choroïde, de la rétine, dans l'iritis syphilitique et mercuriel ; car dans les premiers cas la paralysie momentanée de l'iris ne procurera point la cessation de la cause morbide primitive, des irritations phlegmasiques; dans le second et bien d'autres elle ne pourra remédier aux altérations des principes qui constituent le sang artériel et veineux. Est-ce enfin pour prévenir les exsudations phlogistiques? mais il n'y a d'autre moyen d'y parvenir que de faire cesser l'inflammation. A-t-on pour but de prévenir les adhérences, de les rompre? mais si la pupille reste longtemps dilatée, elles peuvent également avoir lieu. Les mouvements alternatifs de contraction et de dilatation de la pupille sollicités même d'une manière constante n'y parviendraient pas; en effet, les exsudations plastiques très abondantes et qui ne peuvent être

absorbées assez tôt , s'épaississent , s'agglutinent
même sous l'action prétendue antiplastique des
préparations mercurielles unies à la belladone.
Des ignorants prétendent qu'on peut simuler une
amélioration dans le traitement des cataractes ou
de l'amaurose par l'emploi de l'extrait de belladone ; mais qui peut-on tromper ? quel médecin
n'a pas le soin de prévenir le malade? quoi de plus
facile que de voir si la pupille est plus grande
que de coutume ? L'usage des mydriatiques et de
la belladone en particulier n'est indiqué comme
moyen propre à favoriser la guérison de l'iritis que
dans la dernière période des phlegmasies de l'iris,
après la cessation de tout symptôme d'irritation,
encore faut-il n'y recourir que par des applications rares et peu actives ; il est avantageux
de procurer la dilatation de la pupille avant de
se livrer à l'exploration de l'œil interne, et cependant quand l'iris est enflammé il arrive souvent
que l'application de la belladone surexcite la
phlegmasie et produit des douleurs violentes, in-
tolérables, Gredling, Storck, Raiüs, Geisler attri-
buent des cas d'amaurose à l'emploi de la belladone.

Le traitement de l'iritis syphilitique exige l'emploi des préparations mercurielles non poussées jusqu'à salivation comme le recommande Boerhaave.
Les cures d'amauroses que cette auteur attribue à

ce spécifique s'expliquent par la fréquence et la multiplicité des maladies vénériennes, au temps où il vivait (1748). Travers, Astley-Cooper, ont recommandé le mercure contre l'iritis simple et l'iritis rhumatismal. On a remarqué, dit le docteur Jallat, que l'œil, après l'usage abondant du mercure, pour peu qu'il ait été exposé à un *courant d'air* est affecté d'un iritis.

Pour nous, nous sommes persuadé par les essais infructueux que nous avons tentés sur les personnes affectées d'iritis séreux ou parenchymateux simple, que les préparations hydrargiriques doivent être réservées pour combattre l'iritis syphilitique. Weller recommande de laver les yeux avec une solution de pierre divine; Beer veut qu'on emploie la pommade de précipité rouge après la guérison des ulcères (Nous renvoyons à l'ouvrage de M. le docteur Ricord.)

Lorsque l'iritis reconnaît pour cause l'abus des préparations mercurielles, une saignée générale ou quelques saignées locales, des purgatifs répétés de temps en temps, l'usage des diaphorétiques, l'application de collyres résolutifs et stimulants, suffisent à en procurer la guérison. S'il existe des exsudations albumineuses abondantes, on en favorise l'absorption par des frictions pratiquées sur le front et les tempes avec l'iodure de fer, l'ammoniaque, le sulfate de quinine, le chlorure de potasse, moyen dont l'action est bien supérieure à celle des préparations mercurielles dont l'économie du malade est déjà depuis longtemps infectée. Il n'est pas rare, dit Weller, de rencontrer l'iritis syphilitique compliqué d'arthritis, sans doute mais à la suite des affections scléro-choroïdiennes. On a recommandé comme propres à favoriser l'absorption des exsudations phlogistiques dans le globe oculaire, le sirop et la teinture de digitale, le calomel administré à l'intérieur, le stramonium, etc. Quelles que soient les substances administrées par la voie de l'estomac, dans les circonstances où elles sont absorbées, il n'en est porté qu'une très faible partie au moyen des divisions artérielles dans les tissus oculaires, et les modifications heureuses qui peuvent résulter de leur présence ne peuvent jamais produire qu'une amélioration lente et chronique; aussi les auteurs qui ont attribué la guérison de l'amaurose à l'administration de la ciguë, ont-ils employé ce médicament pendant des années ou plusieurs mois. Dans le cas où la guérison a pu être attribuée à cette médication, elle eût été sûrement obtenue plus vite par la voie de l'absorption cutanée.

CHAPITRE XXII.

De la Rétinite consécutive à la capsulite ou à l'inflammation de la capsule du cristallin.

Nous ne pourrions que répéter ici ce que nous avons déjà exposé dans le traité des cataractes, nous préférons y renvoyer le lecteur.

Après l'exposé de nos principes sur les altérations *primitives* ou consécutives des organes qui concourent à produire les phénomènes de la vision, il est facile de voir que nous ne pouvons admettre l'altération primitive de l'humeur aqueuse, de l'humeur vitrée, de la lentille et de l'humeur de Morgagni. Ces humeurs ne sont que les produits des membranes qui les sécrétent, leur altération est l'effet de la suspension des fonctions des exhalants ou des absorbants de ces membranes et ne peut constituer des maladies simples et qu'on ne doive rapporter aux modifications pathologiques de leurs tissus respectifs.

Le traitement des rétinites sympathiques ou métastatiques appartient à la thérapeutique générale; il consiste surtout dans les moyens pro-

pres à combattre les causes des affections organiques qui leur ont donné naissance sans négliger
d'agir en même temps ou simultanément contre
les altérations des divers tissus du globe interne
de l'œil ou du cerveau.

Les asthénies ou les paralysies partielles de la
rétine sont souvent la suite des diverses phlegmasies de cette membrane, l'effet de l'altération des
divers tissus, de leur désorganisation plus ou
moins avancée; variété d'amblyopie qui ne peut
se dissiper qu'autant que le rétablissement de
l'excitabilité nerveuse et des autres fonctions des
diverses parties qui entrent dans la texture de la
rétine sont encore possibles.

Nous nous sommes étudié jusqu'à présent à
considérer le développement des causes et des
symptômes des affections amaurotiques, nous
avons proposé les moyens thérapeutiques que
nous croyons indiqués et rationnels. L'apparition
de ces divers symptômes que nous avons assignés
aux divers tissus qui les accusent, quand, par la négligence du malade ou l'impuissance de la thérapeutique, elle a été suivie de l'affaiblissement, de
l'altération ou du trouble de la vue, de l'amblyopie enfin, est un indice positif d'une cécité plus
ou moins imminente, mais que n'évitera sûrement pas le malade en s'abandonnant à son

sort. Cette amaurose qui succède à l'amblyopie qui a été produite par tant de causes diverses et accompagnée de tous ces signes morbides, est-elle curable, dans quelles circonstances et comment ? Nous allons exposer là-dessus les opinions des auteurs qui ont écrit avant nous et les nôtres.

CHAPITRE XXIV.

Traitements de l'amaurose.

On a divisé ces traitements en *empiriques* et *rationnels*; les traitements empiriques sont ceux qu'on met en usage sans pouvoir se rendre compte de leur manière d'agir, parce qu'on leur a attribué à tort ou à raison certaines guérisons; les traitements rationnels consistent à employer les divers moyens thérapeutiques, les diverses substances médicinales en raisonnant l'effet qu'ils doivent produire selon leur action ou leurs propriétés connues, et d'après le diagnostic des causes, des symptômes, des complications etc., etc., de chaque maladie. Laissons de côté les traitements *empiriques* et que les moyens rationnels nous suffisent, ou plutôt cherchons à rendre rationnels les traitements empiriques.

« Souvent, a dit Boerhaave, et *cent fois* la na-
« ture seule guérit l'amaurose, bien que nous au-
« tres médecins ne sachions guérir cette ma-
« ladie.

« *L'amaurose guérit d'elle-même*: j'ai vu un
« Anglais, dit cet auteur, qui, toutes les fois

« qu'il s'enivrait, perdait la vue au fur et à mesure
« qu'il buvait davantage, l'ivresse passée il voyait
« comme auparavant. » (Sûrement ce malade a fini
par rester aveugle.)

Riedlin rapporte un fait absolument semblable.

Timaëus cite un homme d'une constitution pléthorique qui , après être allé trouver des amis à la
campagne , se prit à s'enivrer dans une chambre
bien chauffée , le matin en s'éveillant il se plaignit
de douleurs à la tête et aux yeux ; peu de jours après
il devint aveugle , quelques révulsifs le guérirent
en peu de temps.

(Ces trois faits et une foule d'autres qu'il
serait facile de rassembler , se rapportent à l'affection que nous avons désignée sous le nom *d'irritation congestive cérébro-oculaire*) Gredling a vu
un mendiant devenu aveugle après avoir fait
usage de la belladone , et recouvrer la vue le
jour suivant. (*Paralysie nerveuse momentanée.*)

Les accès convulsifs , épileptiques, pendant lesquels la vue se trouble ou s'affaiblit , en se dissipant entraînent la guérison de l'amblyopie, (Morgagni , Watson, Plater). Un enfant que la peur,
les cris et les convulsions avaient rendu aveugle ,
recouvra parfaitement la vue quelques mois après.
(*Scheuser*) (*arachnitis.*) Une femme affectée de
scorbut , perdait de temps en temps la vue et la
recouvrait naturellement (Ebersbasck) (*conges-*

tions choroïdiennes , aménhorée). La femme d'un boulanger , scorbutique depuis longtemps, perdit sur la fin de sa vie pendant deux mois la vue , et la recouvra spontanément. (Hagendorn). Un homme fit une chute, il resta sourd et aveugle ; il survint des attaques d'épilepsie , il devint muet, mais recouvra la vue peu à peu (Salmuthius) *(commotion cérébrale, arachnitis , cérébrite).*

Les fièvres, diverses crises, l'épiphora (Weppfer), l'expulsion des vers (Weller), le flux des narines (Richter), des oreilles , le ptyalisme, les vomissements (Bartholin), ont procuré la guérison d'amauroses cérébrales *(consécutives* ou *sympathiques).* Quelques personnes qui étaient restées longtemps aveugles ont guéri à la suite d'évacuations alvines (Celse Paulin).

Une fille de 14 ans dont les règles s'étaient supprimées , perdait de temps en temps la vue à la suite de violentes céphalalgies ; on la saigna au pied , ses menstrues se rétablirent ; elle guérit parfaitement (Riedlin, Pechlin).

Un homme de 50 ans qui portait un abcès à la gorge , perdit la vue en trois jours. Cet abcès s'étant crevé, du pus sortit par la bouche , et il la recouvra (Storck). (*Amaurose sympathique).* L'éruption de la petite vérole guérit un enfant qui était aveugle depuis deux ans par l'effet de la suppression de la teigne (Müller). Le devin Ophion , dit Pausanias , qui était privé de la vue depuis son enfance , ayant éprouvé de violents maux de tête, fut guéri de sa cécité , etc., etc.

Le meilleur moyen en effet , de guérir les amauroses sympathiques ou métastatiques, et le seul , c'est de rappeler l'irritation et de la fixer sur les organes primitivement affectés.

DES SAIGNÉES.

Les saignées générales sont indiquées dans l'a-maurose, soit pour diminuer la masse du sang , soit pour dissiper les congestions cérébro-oculaires. Il faut remarquer que dans la plupart des amau-roses *chroniques*, les symptômes d'irritation phleg-masique sont peu intenses en général ou ont cessé. J'ai connu un paysan , dit Guérin, qui per-dait la vue de temps en temps et se faisait sai-gner pour la recouvrer. Richter ayant saigné au pied un boulanger amaurotique, l'œil reprit ses fonctions.

La saignée du front a été recommandée par Spigelius ; un médecin juif opérait des cures merveilleuses dans le traitement de la goutte se-reine en saignant les malades au front et laissant couler le sang jusqu'à défaillance (Sauvages.). Hoffmann, Schenck, Andernac donnent la préfé-rence à la saignée du front, dans les congestions cérébrales. Un aveugle ayant reçu un coup de sabre sur le front, recouvra subitement la vue. (le même). Dans l'amaurose qui succède à la suppression d'un épistaxis, Hoffmann conseille avec raison de tirer du sang par les narines.

La saignée des veines jugulaires à eu ses partisans. Schmucker surtout, l'a fortement recommandée. La saignée du bras est celle qu'on pratique le plus souvent ; celle du pied agit davantage comme dérivative. Chez les femmes enceintes, la vue se trouble, s'altère, vers la fin de la grossesse surtout, souvent une amblyopie, une amaurose se déclarent, les saignées du pied ont toujours guéri ces *amauroses congestives*.

SAIGNÉES LOCALES ; VENTOUSES.

Nous sommes partisans extrêmes de ces saignées *modérées* dans les affections amaurotiques chroniques, successives à la rétinite congestive, à la sclérotite, à la choroïdite, à l'iritis, etc. On peut les remplacer par les ventouses scarifiées, au moyen desquelles Duret guérit la fille du chancelier de Lhôpital, devenue subitement aveugle ; on les applique, selon les indications, aux tempes, derrière les oreilles, à la nuque, au cou, à la vulve, etc. Hoffmann les recommande également.

Nous n'approuvons point les émissions sanguines portées jusqu'à la défaillance. Ce moyen n'est pas seulement empirique, il est très dangereux.

Il ne faut pas, dit Hoffmann, *mépriser* les clystères comme moyen adjuvant des saignées, *nec contemnendi clysteres*, dans le traitement des affections amaurotiques ; leurs propriétés sont héroïques si le ventre n'est pas libre. Une jeune fille ayant tout à coup perdu la vue fut guérie par un clystère (Deletius) ; le prieur d'un monastère, homme d'une complexion phlegmatique, très gras, adonné à l'ivrognerie, travaillé de douleurs dans les hypocondres, devint en peu de temps tellement aveugle, qu'il ne pouvait distinguer le jour d'avec la nuit, Hellwig le guérit par des clystères *carminatifs* et quelques cathartiques. De même Shroeckius, Nebel, etc.

VÉSICATOIRES.

On applique les vésicatoires selon les circonstances, aux cuisses, aux bras, à la nuque, derrière les oreilles ou même sur la tête ; dans un cas désespéré, dit Riverius, et après avoir inutilement employé tous les remèdes, j'ai fait raser la tête et y ai appliqué un large vésicatoire. Ce moyen est parfaitement indiqué, lorsqu'il est nécessaire de rappeler la suppuration du cuir chevelu, après la suppression de la teigne, de la petite vérole, des dartres, des exanthèmes cutanés, pour favoriser l'absorption des épanchements séreux et sanguins à l'intérieur du crâne ; les vésicatoires appliqués sur la tête ou les tempes, ou le front, sont contre indiqués dans les névrites, les névralgies, les congestions sanguines, etc.

CAUTÈRES, SÉTONS.

Les sétons ont longtemps dominé les vésicatoires dans le traitement de l'amaurose; depuis ces derniers temps les vésicatoires, sous le nom de pommade ammoniacale, ont cependant repris faveur. Si dans des affections aussi graves, dit Hoffmann, on peut attendre quelque secours, c'est des sétons qu'il faut le réclamer. Spigelius, Hildan les recommandent contre la cécité produite par de fréquents éternuements. Wepfer a guéri quatre fois la goutte sereine par ces moyens : Riedlin rapporte qu'une dame noble se guérit d'une amaurose, en se passant elle-même un séton sous l'oreille. Les sétons agissent absolument comme les vésicatoires; on les conseillait ordinairement jusqu'à guérison : mais comme la guérison n'arrivait que bien rarement, les malades après un an ou deux, finissaient par faire ce raisonnement : *Que si le médecin le leur conseillait pour attirer les humeurs, les humeurs n'arrivant pas et en ayant eu le temps, le séton leur paraissait enfin bon seulement à les faire souffrir.* Les sétons peuvent être utiles *quelquefois* cependant.

Nous pensons que des dérivatifs énergiques, des frictions pratiquées avec des pommades caustiques, l'ammoniaque par exemple, sont un moyen très propre à remplacer les vésicatoires et les sétons, et qu'on doit les essayer avant de recourir aux autres.

La cautérisation du crane. — Il paraît que ce dérivatif si puissant a fleuri du temps d'Hippocrate, qui le recommande contre les céphalalgies rebelles. Haen, Decker, l'ont employé avec succès contre l'amaurose, nous réservons ces moyens extrêmes pour des cas qui ne se sont pas encore présentés.

L'extirpation de l'œil. — Comme on a souvent remarqué, que commençant par attaquer un œil, l'amaurose (quand elle ne se portait point aussi vite vers tous les deux à la fois) finissait par compromettre l'autre, « Il m'est venu à l'idée, dit » St Yves, et souvent que *peut-être* on conserve- » rait l'œil sain en extirpant l'œil aveugle. » Cette idée *ingénieuse* est souvent *trouvée* par quelques oculistes qui opèrent un œil cataracté, afin *peut-être* de conserver le bon. *O vanas hominum mentes* !

LES ÉMÉTIQUES. — On a vu les vomitifs occasionner la cécité et la guérir tout à la fois, et chez le même individu. Un ecclésiastique ayant pris un émétique quelques jours après avoir perdu la vue, et s'étant fait saigner, fut guéri (St Yves). Schmucker considère le tartre émétique, adnistré à petites doses et par intervalles, comme un agent très propre à tonifier la rétine et le nerf optique. Il peut être en effet utile dans les névralgies rétiniennes ou cérébrales, sympathiques de celles de l'estomac. Richter le recommande également. Ce moyen est indiqué pour débarrasser les saburres des premières voies, dans les embarras gastriques, dans les obstructions du foie, pour rétablir l'équilibre des diverses fonctions organiques en imprimant des secousses favorables à l'estomac. Il faut souvent lui asssocier les saignées, les purgatifs, aider ses effets par quelques lavements, surveiller le régime, etc. Dans les cures des amauroses qu'on lui a attribuées, il n'a jamais, ou très rarement du moins, été administré seul, c'est plutôt un moyen adjuvant qu'on ne doit jamais employer dans les congestions sanguines cérébro-oculaires.

LES PURGATIFS. — Ils ont été préconisés par tous les auteurs, Hoffmann veut qu'on les mette en usage dans toutes les maladies des yeux, rien n'est plus propre, dit-il, à diminuer les congestions cérébrales que de tenir le ventre libre, et d'y attirer le flux des humeurs, Boerhaave veut qu'avant de les administrer , on pratique des fomentations d'eau froide sur les yeux, qu'il considère avec raison comme toniques, et pour diminuer *l'impétuosité* des humeurs qui se portent vers la rétine. Heister, Hildan, Storck, Hirschell, Morus, etc., ont guéri des amauroses par l'emploi des purgatifs et des drastiques,

Il n'est pas besoin que nous insistions sur l'utilité de ces moyens les plus propres à procurer l'évacuation de matières nuisibles, et à déterminer les crises les plus favorables dans toutes les affections chroniques et invétérées: ces crises ou ces évacuations de matières qui, portées dans le torrent de la circulation n'ont pu servir à la nutrition, doivent chez les hommes âgés , et les femmes après l'âge critique, s'opérer par le tube intestinal, la vessie, ou les sueurs.

LES DIAPHORÉTIQUES. La rétropulsion d'affections cutanées, la suppression des sueurs, les amauroses rhumatismales, psoriques, syphilitiques, les fièvres intermittentes, etc. , réclament impérieusement le secours des diaphorétiques. J'ai guéri, dit Rivinus, par les diaphorétiques seuls, une fille tout à fait aveugle depuis plusieurs semaines ; ayant appris que la cécité s'était déclarée après la disparition de la teigne. De même, Saint-Yves, Consbruch.

Les emménagogues doivent être administrés dans toutes les circonstances où le flux mensuel est supprimé ou peu abondant, quand il existe en même temps une affection amaurotique.

Bloch, Riedlin, Storck, Hoffmann, ont guéri des amauroses par le rappel des menstrues supprimées.

Les anthelminthiques ont procuré quelquefois et chez des enfants surtout, la guérison de l'amaurose. L'expulsion des vers du canal intestinal a été en effet suivie du rétablissement de la faculté visuelle (Richter, Weller, Beer). Hannae raconte qu'un enfant affecté de convulsions, d'aliénation mentale et d'amaurose, ayant, par le secours d'un vermifuge, rendu une grande quantité de vers, recouvra en trois jours la parole et la vue. Vandermond guérit une petite fille de huit ans par le même moyen.

Les narcotiques ou stupéfiants.

L'opium, la morphine, la morelle, la jusquia-

me, l'aconit, la ciguë, la digitale, le tabac, etc.,
ont produit, selon les auteurs, la guérison de certaines amauroses. Stork vante les bons effets de la
ciguë dans les diathèses lentes des humeurs,
les engorgements scrofuleux. Strach rapporte
qu'un jeune homme de 22 ans perdait peu à peu
la vue et craignait de devenir enfin tout à fait
aveugle; les yeux apparaissaient parfaitement sains;
l'ayant fait se déshabiller pour voir l'état des veines
jugulaires, ajoûte cet auteur, je découvris des engorgements scrofuleux qui empêchaient le retour du sang de la tête. Après cinq mois, pendant
lesquels je le soumis à l'usage de la ciguë administrée à l'intérieur, il fut guéri parfaitement. Ces
auteurs ont considéré cette substance comme un
fondant par excellence. A la suite d'une maladie
aiguë, *on ne dit pas laquelle*, tous les remèdes
ayant été inutiles pour combattre l'amaurose, j'administrai à un homme de 40 ans, dit Leber, les
pilules de ciguë ; après trois mois, il commença à
distinguer la lumière ; après dix mois, il marchait
seul par les rues ; au seizième, il avait parfaitement recouvré la vue par l'emploi seul de la ciguë.
Ce qui n'est pas une raison, dit Storck, *pour pres-
crire la ciguë à tous les amaurotiques, et ne point
l'employer avec la plus grande circonspection.*

On a attribué à l'opium les mêmes effets qu'à
la ciguë. Les bons effets de l'aconit dans le traite-

ment des amauroses jointes à des affections rhumatismales ont été préconisés par Storck, Bohemer,
Collin, Reinhold, Beer. L'opium seul a guéri certaines amauroses consécutives à la névrite cérébrale. Après de violentes douleurs de tête, un
homme devint aveugle, je lui administrai 5 grains
d'opium ; il s'endormit ; les douleurs cessèrent,
et il recouvra la vue (Shenck).

L'action des substances narcotiques ou stupéfiantes est un des moyens les plus puissants que
l'on oppose aux névrites, aux névralgies, aux congestions sanguines même de la rétine et du cerveau. Si à faible dose ces substances sont sédatives
de l'irritabilité nerveuse, à doses élevées au contraire, elles surexcitent le cerveau et l'arachnoïde,
produisent les convulsions, les vertiges, etc. Souvent leur application nécessite précédemment une
ou plusieurs saignées ; l'opium considéré comme
un calmant par excellence, agit dans certaines
circonstances comme tonique, stimulant. On retire de bons effets des substances narcotiques, non
pas en les administrant isolées, mais en faisant
concourir leurs propriétés selon les périodes diverses de l'inflammation au rétablissement des
fonctions organiques, il en est de même

DES ANTISPASMODIQUES, souverains dans les névroses, les névralgies cérébro-oculaires primitives
ou consécutives, les éthers, le camphre, la valé-

riane, le castoreum, l'huile de cajeput, l'huile ani-
male de Dippel, l'assa fœtida, etc.

La racine de valériane administrée à un enfant
de 4 ans qui, en quatre jours était devenu aveugle,
procura l'expulsion d'une grande quantité de vers
et la vue se rétablit (Richter); la terreur qu'avait
éprouvée une mère en voyant tomber son enfant,
ayant causé la cécité, elle fut guérie en huit jours
par l'usage de la valériane (le même).

Hoffmann recommande l'huile de cajeput dans
les affections amaurotiques chez les scrofuleux.
Après une violente colique et une céphalalgie intense, un homme étant devenu aveugle, fut guéri
par l'usage interne de l'huile de cajeput (Trew).
Storck préconise la pulsatille noire dans le traitement de l'amaurose consécutive à la suppression
des menstrues. Richter a inutilement eu recours
quatre fois à ce moyen.

Les antispasmodiques trouvent surtout leur
indication dans les névroses de la rétine ou du
cerveau, avons-nous dit ; leur efficacité est d'autant plus grande qu'il existe moins de symptômes
de névrite, aussi est-il nécessaire de recourir auparavant à de légères évacuations sanguines.

Nous avons recommandé l'usage des substances
toniques dans les asthénies et les paralysies de la
rétine et du cerveau primitives ou sympathiques,
administrées à l'intérieur ou par frictions. Les

préparations de quinquina, souveraines dans les affections intermittentes, les asthénies nutritives nerveuses, ont été louées par Richter , Riedlin Haller, Rigler, Horck, Bertrandi , dans le traitement des amauroses consécutives aux fièvres cérébrales, adynamiques , seules ou associées aux préparations martiales. Les fleurs d'arnica ont été préconisées par Aascow et Collin surtout ; ce dernier rapporte un grand nombre de cures de l'amaurose obtenues par cette substance, que Richter déclare avoir très souvent essayée et à forte dose sans succès. Forestus, Screta , citent également des amaurotiques guéris par l'usage de l'arnica montana. Les vertus de cette plante sont toniques et stimulantes; elle peut être employée comme moyen adjuvant dans les congestions cérébrales chroniques, la choroïdite chronique, etc., la gentiane, la badiane, le gayac, le sassafras, la salsepareille, le cresson, le cochléaria, le raifort, plantes diaphorétiques dépuratives sont des excitants de la peau favorables au rappel de la transpiration ou des éruptions supprimées.

Le soufre est souverain dans les amauroses compliquées de psore, de dartres, de syphilis même. Hoffmann le recommande administré à l'intérieur dans les affections amaurotiques invétérées, dans les engorgements lymphatiques des nerfs optiques.

L'euphraise, *euphrasia officinalis* a été vantée

par Hildan pour ses bons effets dans l'amblyopie
sénile, telle est la vertu de cette plante, dit-il,
que j'ai vu des sexagénaires dont la vue était
éteinte, la recouvrer dans cet âge si avancé! Hol-
lerius recommande la teinture de cette plante;
Screta guérit par ce moyen un pauvre qui était
depuis longtemps privé de la vue.

L'euphraise agit comme moyen stimulant et
astringent.

Le Mercure a eu ses partisans, il règne encore
et domine en ce moment la thérapeutique
ophtalmologique. L'école allemande et an-
glaise en ont fait une panacée universelle. On l'a
essayé, préconisé et abandonné tour à tour dans
toutes les maladies. Nous le réservons pour combattre les amauroses de nature syphilitique, Boerhaave, Hoffmann, Behr, Heister, etc., veulent
qu'on porte son action jusqu'à produire la salivation. Eschenbasch, Burchard, Taylor, Rabours,
non-seulement en proscrivent l'emploi, mais prétendent que cet agent médicinal produit une foule
de désordres dans l'économie, *infinita mala exci-
tat*, Lentilius et Wepfer ont trouvé à l'ouver-
ture des cadavres des globules de mercure renfermés dans des tumeurs du crâne, dans des glandes
enflammées, Richter a remarqué que le mercure ne lui avait jamais été utile dans le traitement de l'amaurose.

La plupart des auteurs s'accordent cependant à préconiser les bons effets du mercure dans les amauroses compliquées de syphilis.

L'ÉLECTRICITÉ et le GALVANISME ont quelquefois procuré la cure de l'amaurose par la secousse favorable que ces moyens impriment aux tissus nerveux ; de même une chute, un coup, ont rétabli les fonctions visuelles ; un homme qui depuis plusieurs années était affecté de goutte sereine, dit Meck'ren, et contre laquelle on avait vainement employé tous les moyens, fut violemment heurté à la tête et renversé par un homme ivre qui portait une poutre; en se relevant, il avait recouvré la vue. L'électricité, dit Richter, ne guérit pas toutes les amauroses, car l'ayant souvent essayée contre des affections rebelles à tout autre moyen, je n'en ai pas retiré le moindre avantage. Saunders partage l'opinion de Richter ; autant les moyens empruntés à l'électricité et au galvanisme peuvent être utiles dans certaines amblyopies amaurotiques de nature asthénique ou déterminées par l'action soudaine de la lumière, autant ils sont dangereux dans les névrites et les névralgies aiguës au subaiguës de la rétine et du cerveau. Nous pourrions citer plusieurs personnes qui, affectées de rétinite ou de capsulite commençante, sont devenues *aveugles en peu de jours à la suite de l'application de l'électricité.* Il est évident en effet que l'irritation nerveuse déterminée par les secousses galvaniques ou électriques est un moyen plus propre à augmenter l'inflammation qu'à la dissiper. Dans les névroses simples il n'en est pas de même, et ces moyens peuvent être tentés avec prudence cependant. L'électricité a été remise en faveur en ces derniers temps ; il en est de cet agent comme de tous les autres, on lui attribue des revers, on lui impute des succès.

Les divers moyens empruntés à la thérapeutique, les agents médicinaux, les substances végétales ou minérales, rangés dans la classe des astringents, des toniques, des excitants, des antispasmodiques, des stupéfiants, des emménagogues, des rafraichissants, des diurétiques, etc., etc., peuvent donc être appelés à concourir au rétablissement des fonctions dans les divers tissus qui forment le globe oculaire et le cerveau ; souvent la vue se rétablit, non parce que le médicament dont on a fait choix exerce une action directe sur l'œil, le nerf optique ou le cerveau, mais parce qu'il favorise le retour de certains accidents, le rétablissement des fonctions interrompues dans les organes éloignés ; on a pu remarquer que tous les faits que nous venons de citer, se rapportent en général à des amauroses peu invétérées, dépendantes de cérébrite, de congestions cérébrales, de la suspension d'évacuations sanguines, de la répercussion d'exanthèmes cutanés, de phlegmasies de l'estomac, des intestins, de l'état de la circulation générale, de l'altération des principes du sang artériel ou veineux, de l'infection psorique, scorbutique, syphilitique, des névrites ou névralgies générales, etc., etc. La guérison de ces amauroses doit donc être attribuée, non pas à la vertu *anti-amaurotique* des substances ou des moyens préconisés, mais à leur opportunité dans les cas ou ils ont remédié aux altérations des divers organes, où ils ont *favorisé les efforts de la nature*. L'art du médecin consiste à faire selon les circonstances, choix des moyens indiqués, et à les appliquer opportunément.

L'eau froide a été recommandée par Archigènes, médecin, qui vivait du temps d'Auguste; Boerhaave l'a appliquée sur lui même avec succès; il y a quelques années, dit-il, chevauchant dans des lieux couverts de sable, il se produisit au fond de mon œil une tache de la grandeur de la main, je réfléchis que l'eau froide pourrait être un remède excellent, et par ce moyen je la réduisis au volume d'un grain d'orge, de sorte qu'à présent j'en suis peu incommodé; *c'était sans doute un léger épanchement de matière séreuse dans l'humeur vitrée.* Shumacker, Richter, Block, recommandent de faire des applications d'eau

froide daus les affections amaurotiques consécutives aux commotions cérébrales, aux paralysies
partielles du cerveau, aux inflammations du globe
de l'œil. Ce n'est point seulement l'eau qui est
efficace, c'est surtout le froid très propre à
combattre l'élévation de la température dans
les tissus phlogosés. Ce même moyen est nuisible dans les temps froids et secs de l'hiver, il sollicite la rougeur des bords libres des paupières et
des iritis.

Lorsqu'on emploie l'eau froide comme tonique,
il est mieux d'en abaisser peu à peu la température en y mêlant de la glace.

Quant au magnétisme, qu'on a essayé pour
procurer la cure de l'amaurose, il se réduit à
ceci, ou bien le somnambule est médecin, et en
indiquant des moyens thérapeutiques, il est dirigé
par des connaissances spéciales, et alors elles
peuvent être utiles ; ou bien il est ignorant de la
médecine, et ne débite que ce qui lui passe par
la tête, et alors chacun peut en faire autant.

On a préconisé encore contre l'amaurose l'emploi de certains topiques. Forestus appelle *Ael-
puych* dans sa langue, un certain poisson dont
le foie écrasé procura la guérison d'une femme
qui, ayant éprouvé des maux de tête violents, à la
suite de la répercussion d'un ulcère qu'elle portait à la cuisse, s'était pendant quatre mois inu-

tilement soumise à tous les remèdes. Appliqué sur les paupières, ce médicament avait agi comme un excellent résolutif propre à procurer la cessation de l'inflammation cérébrale.

Cela nous rappelle avoir lu dans un ouvrage de M. Caron du Villards (1), que cet auteur, après plusieurs recherches, s'est assuré qu'on ne pouvait procurer la résolution des opacités du cristallin *par aucun moyen* pharmaceutique, d'autant plus que le poisson, dont Tobie avait pris le foie pour guérir son père d'une cataracte ou d'une amaurose, on ne sait pas bien laquelle, était encore inconnu.

Nous avons assez déclaré que nous ne prétendions pas qu'on pût guérir les cataractes par le foie d'un poisson, par un moyen, par un collyre. Nous avons seulement publié *un traité des altérations* de la *transparence* du système cristallinien, affections connues de nos adversaires, sous le nom seul de *cataractes*, avec une étiologie, une symptomatologie et une thérapeutique nouvelles, rationnelles et exemptes de tout empirisme phar-

______

(1) Recherches sur les causes qui font échouer l'opération de la cataracte.

12

maceutique. Avant de livrer notre travail à l'impression, nous avons sollicité l'honneur de communiquer nos observations à l'Académie royale de médecine ; il nous fut promis un tour de lecture que nous avons attendu treize mois ; de nouvelles instances auprès de M. le docteur Pariset, le secrétaire perpétuel, nous firent renvoyer à M. le professeur Roux, président temporaire, lequel nous dit que la communication que nous avions à faire à l'Académie, ne lui paraissait pas *assez importante*. Nous offrîmes de déposer entre ses mains notre manuscrit et de traiter des malades aveugles devant une commission. Nous étions entré chez le professeur de l'école de médecine, chez le président de l'Académie, nous sortîmes du cabinet de l'inventeur de la staphyloraphie, de chez l'oculiste qui opère toutes les cataractes par le même procédé.

Alors l'ouvrage fut publié, nous ouvrîmes des cours gratuits, nous professâmes publiquement nos opinions; des médecins, des gens du monde, des malades intéressés suivirent nos conférences et furent témoins de nos succès. Cette manière loyale et franche de résumer des études longues et sérieuses, n'a pas empêché des *ignorants prévenus* et des *oculistes intéressés et habitués à spéculer sur la crédulité publique*, de nous colomnier. Que nous importe ! il suffit qu'une chose soit bonne et nouvelle pour que les sots la dénigrent. Il leur semble qu'on leur vole ce qu'ils n'ont pas pensé.

C'est l'histoire des progrès de l'esprit humain. MM. Roux et Velpeau rejettent l'opération du strabisme, M. Baudens la fait prévaloir; aussitôt cinq ou six autres réclament la priorité de l'invention. Il en sera de même bientôt pour les ouvrages que nous publions, déjà dans une lettre adressée à l'Académie des sciences, M. le docteur Malgaigne, chirurgien de l'hospice de Bicêtre (Voir *la Gazette des hôpitaux,* 25 fév. 1841), après avoir révoqué en doute la distinction établie par les oculistes, entre les cataractes capsulaires et les cataractes lenticulaires, par suite de quelques recherches nécropsiques, avance que « la cataracte, consiste dans *une* sécrétion opaque » de la capsule cristalline, celle-ci gardant elle- » même sa transparence, et que dans certains cas, » il y a comme une nécrose du noyau central » du cristallin qui se mortifie au milieu de la sé- » crétion morbide.» Or, cette dernière opinion est parfaitement celle que nous avons émise, il y a un an, dans notre traité des cataractes; aussi avons-nous réclamé auprès de l'Académie royale des sciences, la réclamation et l'ouvrage à l'appui ayant été déposés, espérant qu'on y ferait droit.

Enfin, on a attribué la guérison de certaines amauroses à de ferventes prières, (ici nous ne révoquons point en doute le miracle.) Un abbé de Ratisbonne, nommé Romuald., qui était aveugle, eut une vision dans laquelle il crut qu'il était guéri, au matin il avait recouvré la vue; (Hagendorn ;) de même une vieille femme aveugle, raconte cet auteur, ne cessa point de fatiguer Dieu de ses prières qu'il ne lui eût enfin rendu la vue.

Dans un temple d'Esculape , sur les bords du Tibre, était gravée cette inscription sur le marbre. Ces jours derniers, l'oracle prescrivit à Caiüs l'aveugle de s'approcher de l'autel sacré , de fléchir les genoux , de marcher ainsi de droite à gauche, de poser cinq doigts sur l'autel , de lever la main et de la porter à ses yeux. Il l'a fait et a recouvré la vue en présence de tout le peuple qui l'a congratulé. (Ce fait n'est pas garanti par Gruterus qui le rapporte.)

L'amaurose qui n'affecte qu'un œil d'abord , peut-elle et doit-elle se porter à l'autre ? Cela dépend des causes diverses. L'amaurose qui est la suite d'une lésion externe , se propage rarement d'un œil à son congénéré ; celle qui est produite par des causes internes altère presque toujours simultanément les deux yeux.

AXIOMES OPSÉOTIQUES.

1. L'ophtalmologie, c'est la science des maladies générales de l'économie appliquée aux affections du globe oculaire, du nerf optique et du cerveau.

2. On trouve la principale raison des causes de la cécité par suite de cataractes ou d'amauroses, dans les prédispositions héréditaires ou organiques.

3. Le trouble de la vue est toujours l'effet de l'altération de la transparence des milieux de l'œil.

4. Il ne peut exister d'altérations des humeurs sans altérations des membranes qui les sécrètent et sont chargées de les nourrir.

5. Chaque tissu, chaque humeur du globe oculaire, quelle que soit la cause des modifications pathologiques, produit des symptômes *subjectifs* ou *objectifs*.

6. Toutes les irritations phlegmasiques *actives* qui doivent, négligées, entraîner la cécité, sont sûrement curables au début et pendant leur développement.

7. L'amaurose est incurable quand elle reconnaît pour cause la désorganisation des tissus, ou la paralysie nerveuse *complète*.

8. L'habitude d'observer l'œil interne à la loupe fait seule le médecin ophtalmologiste « sans elle on ne peut être que chirurgien oculiste. »

9. Il n'existe point de cécité développée d'une manière lente et chronique, de laquelle on puisse rapporter la cause à l'altération d'un *seul* tissu, d'une *seule* membrane de l'œil.

10. Prétendre guérir l'amaurose confirmée, par les moyens qui ont fait désespérer de l'amblyopie, est chose irrationnelle.

11. Toute personne qui, à la lumière vive ou au soleil, est forcée de protéger ses yeux au moyen de lunettes dont les verres sont de couleur foncée, est affectée de rétinite irritative et menacée d'amaurose,

12. L'amblyope qui voit mieux à l'ombre qu'au soleil, est moins exposé que celui qui est dans le cas contraire.

13. Toute personne qui, n'importe *l'affection* dont elle est atteinte, ne peut plus lire de ses yeux les caractères qu'elle distinguait auparavant, doit devenir aveugle si elle éprouve du brouillard et de la photophobie.

14. Celui qui éprouve, affecté de cataractes complètes, les symptômes de la *névrite de la rétine* subira une opération chirurgicale infructueuse,

15. Ceux dont les parents ont été affectés de

cécité, s'ils sont atteints d'affections oculaires, guérissent plus difficilement de l'amblyopie.

16. Les affections organiques primitives de la rétine, ou consécutives aux phlegmasies des divers tissus internes de l'œil, sont plus facilement curables que celles qui sont consécutives aux affections cérébrales ou sympathiques des modifications pathologiques des autres organes de l'économie.

17. En dissipant les symptômes, le médecin fait cesser les causes.

18. Dans les *névrites oculaires*, si les saignées générales sont trop copieuses ou trop multipliées, elles déterminent la paralysie de la rétine.

19. Tout médicament qui ne révèle pas son action par un symptôme subjectif ou objectif est à rejeter.

20. Les moyens dérivatifs, les sétons, les vésicatoires, etc., surexcitent l'irritation nerveuse et sont nuisibles, à moins qu'il ne se produise d'abondantes sécrétions.

21. Les hémorrhoïdes qui se déclarent naturellement pendant le développement de l'amaurose ou de la cataracte, consécutives à la choroïdite, rendent ces affections stationnaires ou les guérissent.

22. L'amaurose ou la cataracte de cause interne et générale affecte *toujours* les deux yeux.

23. Tout traitement qui, appliqué par la méthode iatraleptique, ne produit pas une amélioration sensible, doit être suspendu, puis rejeté.

24. Le malade qui se laisse devenir aveugle de crainte qu'en se soumettant à l'essai de traitements rationnels et confirmés, le médecin n'accélère le développement de la cécité, ressemble au poltron qui se laisse tuer de peur de recevoir la mort en se défendant.

PRÉCIS D'HYGIÈNE OCULAIRE.

De tous les organes du corps humain , l'œil est celui à la perfection duquel la nature a mis le plus de soins et de délicatesse. Chargé spécialement de veiller à la conservation de l'individu , de pourvoir à tous ses besoins , de le prévenir contre les causes sans cesse multipliées de destruction; placé à la partie la plus élevée du corps, fait double dans le but de remédier à la perte accidentelle de l'un , protégé et contenu dans une boîte osseuse , recouvert par la cloison mobile des paupières , ombragé par les sourcils et les cils , composé de membranes et d'humeurs transparentes qui en font un parfait instrument de dioptrique, abondamment pourvu de nerfs, peu nourri par les artères, mollement enveloppé dans ses parties les plus délicates par des membranes minces et soyeuses , chargées de veiller à leur entretien , l'œil a sa vie à part , ses fonctions respectives, et reste sous la dépendance physiologique du cerveau qui le meut en sens divers à l'aide d'un grand nombre de muscles. Il a pour excitant naturel la lumière , dont, par la disposition de ses parties internes , il

modifie les rayons lumineux de manière à produire sur certains points de la rétine une image
pure et exacte des objets extérieurs.

L'œil, comme tous les organes, suit ses périodes
d'accroissement, d'état et de dépérissement; il re-
çoit de la circulation artérielle les éléments de nutrition dont chacun de ses tissus s'empare et en
expulse les résidus dans la membrane choroïdienne
qui, après en avoir séparé les matières excrémentitielles dont elle forme le pigment qui la tapisse
et qu'elle renouvelle sans cesse, les rejette dans la
veine ophtalmique. L'iris, cloison mobile, mesure
les rayons lumineux, se dilate ou se resserre sous
leur influence. La rétine, membrane essentielle-
ment nerveuse porte au cerveau par l'entremise
du nerf optique l'impression des images peintes
sur la choroïde, et celui-ci les juge, les compare,
les analyse, les corrige quelquefois; des filets
nerveux, mais en petit nombre, lient cependant
le globe oculaire aux autres organes de l'économie.

Malgré les sages précautions que la nature a
prises pour rendre le globe oculaire aussi parfait
qu'il pouvait être *dans le meilleur des mondes
possibles*; elle ne l'a pas mis à l'abri d'une foule
de maladies. Aussi par des causes locales ou générales, par l'effet des sympathies nerveuses, par
l'action même de la circulation, à la suite de l'âge,

de la fatigue, etc.; les diverses membranes de l'œil se troublent, s'altèrent; les vascularités s'engorgent, se tuméfient, les nerfs s'irritent, la vue diminue ou s'éteint.

Au nombre des principales causes qui peuvent produire l'altération des fonctions visuelles, il faut surtout admettre les dispositions organiques naturelles, héréditaires. A part la transmission de certains vices ou virus spéciaux des pères aux enfants, de certaines affections, l'œil a ses diverses prédominances, ses divers tempéraments ; comme l'économie générale, il est sanguin, nerveux, lymphatique, bilieux, etc., dispositions qui, favorisées par l'état et le genre de vie des personnes, peuvent déterminer diverses maladies.

La vue est meilleure ou plus étendue selon que les divers tissus, les diverses humeurs du globe oculaire sont plus favorablement disposés à l'exercice de leurs fonctions respectives. Elle dure plus longtemps selon que le *tempérament* de l'œil est plus fort. Dans les circonstances où, soit par l'affaiblissement des organes, effet de l'âge avancé des personnes, soit à la suite des altérations diverses des parties qui concourent à former le globe oculaire, la vue se trouble, s'affaiblit ou s'altère ; le malade éprouve toujours des symptômes ou des signes qui dépendent de ces mêmes altérations ou modifications organiques ; nous avons donné les moyens de les assigner aux membranes ou aux humeurs auxquelles ils se rapportent réellement : par leur moyen on peut, ou remonter à la cause de la maladie, ou préciser quel est le tissu ou la partie d'un même tissu qui est sous l'influence d'une altération primitive ou dépendante de celles des autres organes de l'économie, et choisir les moyens médicinaux, et recourir à l'emploi des substances qui, en faisant cesser ces symptômes, procurent en même temps le rétablissement des fonctions organiques, ou la guérison.

Considéré d'une manière générale, l'œil est aussi de tous les organes celui qui s'altère plus difficilement et d'une manière plus lente ; chez la pluralité des individus, il ne meurt que le dernier, même après le cerveau. Souvent un œil est éteint quand l'autre a résisté longtemps et commence seulement à s'affecter.

A sa naissance, l'enfant regarde *sans voir*, ses yeux sont seulement sensibles à la lumière ; trop vive, les paupières se ferment instinctivement ; il faut qu'il apprenne à voir, comme il apprendra à marcher, les images des objets lui apparaissent distinctes ; mais il ne les juge point avant qu'il puisse les toucher, la vue est donc le résultat de la comparaison. Sans elle les corps n'ont point d'ombre, ne ressortent pas, l'enfant né peut avoir idée de la distance,

aussi croit-il pouvoir toucher tout ce qu'il aperçoit, et s'efforce-t-il de le faire.

Nous apercevons des objets par la réflexion des
rayons lumineux, ces rayons s'étendent toujours en ligne droite, ce qui fait que tous ceux
qui partent d'un seul point, vont toujours s'éloi-
gnant les uns des autres; on les appelle *rayons
divergents.*

On appelle *rayons convergents* ceux qui, ras-
semblés par un corps disposé à cet effet, un verre,
par exemple, se rapprochent pour se concentrer
en un point.

On donne le nom de *rayons parallèles* à ceux
qui, venant d'un point très éloigné, ne présentent
pas de différence sensible dans leur marche.

Lorsque les rayons de lumière rencontrent
un obstacle, un corps plus ou moins opaque,
ils en reçoivent une autre direction, soit qu'ils
le pénètrent ou soient répercutés. Les corps que
la lumière pénètre sont nommés transparents;
ceux qu'elle ne traverse pas sont nommés opaques; un rayon de lumière qui tombe sur un
corps opaque est renvoyé sous un angle pareil à
celui qu'il formait en rencontrant l'obstacle, ou
l'angle de réflexion est égal à l'angle d'incidence.

Les corps parfaitement transparents ne faisant
subir aucune modification aux rayons lumineux
qui les traversent, n'altèrent en rien la vue des

objets qui sont au delà ; une transparence moins parfaite, une gaze, l'eau, des verres de lunette légèrement colorés, permettent encore de distinguer la forme des objets.

Tout rayon lumineux qui passe d'un milieu dans un autre, de l'air dans l'eau, ou le verre par exemple, éprouve une réfraction d'autant plus forte, qu'il arrive plus obliquement ; il se rapproche de la perpendiculaire, lorsque c'est dans un milieu plus dense qu'il passe ; il s'en éloigne au contraire, si c'est dans un milieu moins dense.

Si la surface que traversent les rayons lumineux est plane, ces réfractions ne produisent aucun effet sensible à l'œil, parce que tous les éprouvant au même degré, l'image n'est point altérée (*verres planes* , *conserves*), mais il se produit divers effets d'optique, en raison des courbures qu'on donne aux verres et qui forcent les divers rayons à se réfracter plus ou moins (*verres concaves* ou *convexes*).

L'optique se divise en *catoptrique* pour les effets des rayons réfléchis, par les miroirs ; en *dioptrique* pour les effets des rayons réfractés par les verres ou les autres corps transparents.

L'œil est lui-même un assemblage de diverses pièces d'optique ; le pigment tapisse de noir la chambre oculaire et sur lui viennent se peindre

les images des objets extérieurs : la cornée dont
les lames transparentes superposées, plus denses
que l'air, réfractent les rayons lumineux de manière à les réunir (réunion facilitée par l'humeur aqueuse moins dense que la cornée) vers
la pupille ; le cristallin lentille plus dense qui
les réfracte de nouveau de même que l'humeur
vitrée moins dense que le cristallin , et toutes ces
parties concourent ensemble à produire au fond de
l'œil une image claire, distincte et parfaitement
dessinée, selon toutefois que les diverses parties
internes de l'œil sont naturellement mieux disposées à produire cet effet d'optique. La trop grande
convexité de la cornée, la distance trop étendue
de cette membrane au cristallin de celui-ci à la
rétine, la surabondance des humeurs aqueuse et
vitrée, le volume trop considérable du globe oculaire (Myopie, Buphthalmie), sont autant de dispositions organiques qui peuvent modifier les
rayons lumineux à leur passage, et par suite altérer les images.

Dans notre opinion que plusieurs physiciens
ont partagée, c'est sur la choroïde que se peignent
les images des objets et non sur la rétine ; cette
membrane est physiologiquement impressionnée,
et le nerf optique les transmet à la connaissance
du cerveau. Dans les circonstances, en effet, où
la choroïde est dénudée d'une partie de son pig-

ment, la rétine, bien qu'elle soit et puisse être
exempte de toute altération ; que l'image des
objets traverse librement les milieux transparents
de l'œil, ne porte au cerveau qu'une impression
décolorée.

Les muscles de l'œil ne servent pas seulement
à diriger en sens divers le globe oculaire, mais à
produire certains effets d'optique, par leur contraction simultanée et non par l'aplatissement de
la cornée, pour voir au loin, par exemple.

Le but de la nature, en douant l'homme de
la faculté de voir, a été seulement, comme nous
l'avons dit, de lui donner un moyen de conservation, aussi la vue a-t-elle une certaine acuité,
une étendue mesurée.

Les yeux nous sont donnés pour nous conduire,
pour pourvoir à notre nourriture, à nos besoins,
pour voir quand le flambeau céleste luit au ciel et
non à la lumière artificielle, non pour nous fatiguer à des travaux microscopiques, pour suivre
toute la journée de l'œil, de petits caractères peints
en noir sur du papier blanc, etc., etc. Fatigués
ou éblouis, les paupières s'affaissent, cela veut
dire naturellement, si on écoutait la voix de la
nature, c'est assez !

On se sert de moyens de comparaison pour juger de l'état de la vue. La vue ordinaire lit des caractères depuis quinze pouces jusqu'à vingt-cinq de

distance environ. Le presbyte ne peut lire
que de vingt pouces de distance à trente. Quelles
sont les meilleures vues ? Celles qui voient mieux
et de loin et de près ; il est extrêmement rare que
les deux yeux possèdent la même étendue et la
même acuité. Il y a trop de raisons pour cela pour
que nous nous arrêtions à les exposer.

Le myope (μυειν, clignoter) ne peut apercevoir
distinctement certains objets, lire par exemple
qu'à la distance de dix ou quinze pouces pour peu
que les caractères soient petits. Le myope qui
cherche à distinguer un objet est obligé de contracter les muscles de l'œil et de resserrer les paupières. Il est d'observation qu'un presbyte peut se
rendre myope, et qu'un myope peut se rendre
presbyte, par une application et un exercice rai-
sonné de la vue dans les circonstances où la myopie n'est que l'effet de *certaines* dispositions organiques naturelles !

Est il préférable d'être presbyte ou myope? Bien
que ce ne soit pas à la disposition de chacun, nous
allons répondre à cette question qui nous est
journellement adressée.

Chez le presbyte, les diverses parties de l'œil
sont disposées de manière à produire naturellement
une image plus nette, plus distincte des objets éloignés ; chez le myope, les rayons lumineux éprouvent une réfraction trop grande, sont réunis en

un foyer commun avant d'atteindre la choroïde , l'œil est plus parfait comme instrument d'optique chez le presbyte, il remplit mieux les fonctions auxquelles il est destiné par la nature , il pourvoit de plus loin à la nourriture , et protége mieux la défense à l'état qu'on appelle *sauvage*.

L'œil, comme instrument d'optique, est plus imparfait chez le myope ; il convient cependant mieux à l'état civilisé, où il est moins nécessaire de voir de très loin et où divers états nécessitent une grande acuité de la vue. Outre cela, comme la prédominance organique constitue les yeux myopes, comme, les membranes sont plus étendues, les humeurs plus abondantes, les fonctions nutritives plus libres, il suit qu'au fur et à mesure que l'homme avance en âge, que les tissus se resserrent, que les humeurs sont moins abondantes , que leur sécrétion est plus ralentie ; les yeux du myope fonctionnent en général aussi bien de près et un peu mieux de loin que ceux des presbytes, qui au contraire deviennent inaptes à discerner les objets de peu de volume, ne peuvent même plus lire certains caractères ; par la même raison, les yeux des myopes doivent être moins exposés que ceux des presbytes aux affections qui peuvent être la suite de l'affaiblissement des fonctions organiques.

On remédie à la presbytie par des verres *convexes*, et à la myopie par des verres *concaves*, afin de corriger dans l'une et l'autre circonstance la divergence des rayons lumineux, et les ramener au degré convenable à chacun.

Quels sont les meilleurs verres de lunettes ? Ceux au moyen desquels la personne qui les essaie, voit les objets tels qu'ils sont ou *insensiblement* plus petits.

Est-il utile de porter des verres légèrement colorés ? Oui, si la lumière ou le soleil causent une impression désagréable.

Peut-on remédier au strabisme par l'usage des lunettes ? C'est impossible. On a beau chercher à renforcer l'œil le plus faible, c'est le muscle le plus court ou le plus contracté, n'importe par quelle cause, qu'il faut couper ; l'œil louchera encore dans certaine position, mais il sera moins dévié. Nous savons que M. le professeur Roux n'est pas partisan de cette innovation ; mais excepté celle de la staphyloraphie dont il est l'inventeur, nous ne connaissons aucune amélioration importante contre laquelle le successeur de Dupuytren ne se soit point déclaré.

Autant les mères veillent à la santé générale de leur enfant, autant elles doivent être attentives à les prévenir contre tous les accidents, contre toutes les maladies qui peuvent affecter le globe oculaire ; il faut qu'en venant au monde l'enfant soit reçu dans une chambre un peu obscure, inac-

cessible à l'air extérieur, dont la température soit
modérée ; qu'on le lave à l'eau tiède, qu'il soit parfaitement essuyé et enveloppé ; le médecin doit
s'assurer si les yeux sont en bon état, recommander
qu'on ne l'expose à la lumière que peu à peu,
qu'on ait soin de lui couvrir les yeux et la figure
au jour de son baptême, la première fois qu'on
l'expose à l'air extérieur. Un grand nombre d'enfants qu'on promène ainsi sans précautions contractent des inflammations de la conjonctive, des
ophthalmies qui négligées se propagent aux membranes internes de l'œil, et occasionnent la cécité;
nous pourrions en citer un grand nombre d'exemples ; le plus souvent ce sont des répercussions de
transpiration , des affections rhumatismales de la
sclérotique qui se propagent à l'intérieur de l'œil.
Il est facile de s'apercevoir si les rayons lumineux auxquels on expose les enfants produisent
sur la rétine une impression désagréable; ils cherchent à détourner les yeux , ils ferment par intervalle les paupières, ce qui n'arrive plus dès qu'on
fait le jour plus sombre. C'est surtout après une
promenade, lorsqu'on les a laissés dans une chambre dont les fenêtres sont ouvertes par un temps
froid et humide, que les yeux de ces enfants s'irritent et s'enflamment; on doit, quand on s'a-
perçoit qu'ils ouvrent les paupières avec peine, les
soulever avec précaution et regarder si le globe de

l'œil n'est pas rouge et injecté. Alors, sans perdre de temps, on appliquera une sangsue derrière chaque oreille ; on fomentera les paupières avec de l'eau de guimauve tiède, pendant deux ou trois jours, on rendra l'appartement plus sombre, on couvrira les yeux avec une compresse de la même eau qu'on remplacera, quand l'inflammation sera passée, par un morceau de flanelle ; dans le cas où il se formerait des taies sur la cornée, on lui donnera moins à téter, on le purgera doucement avec un peu de manne, on frictionnera légèrement le front avec gros comme un grain de blé d'une pommade composée d'iodure de potasse et d'axonge. . . . .

On insufflera de temps en temps du calomel, de la poudre d'os de sèche sur la cornée, etc. Huit jours après que tout accident aura disparu, on ne l'exposera qu'avec la plus grande précaution à l'air extérieur, ouvrant les fenêtres d'abord pendant une démi heure, pas plus long-temps, etc. On ne doit point laisser les enfants dans la même position, surtout s'il y a dans la chambre des corps éclatants, des miroirs qui attirent sans cesse leur attention et qu'ils fixent constamment. Cela peut donner une direction vicieuse au globe oculaire.

Lorsque les enfants sont sous l'influence d'une fièvre éruptive, de la rougeole, de la petite-vérôle, on doit s'attendre qu'au moindre *coup d'air* leurs yeux deviendront malades. On doit, pendant que les éruptions se font sur les paupières, les fomenter avec de l'eau de guimauve tiède, puis les essuyer légèrement, et y appliquer de la pommade de limaçon ou du cérat opiacé. La plupart des enfants, même quand ces maladies sont arrivées à leur terminaison, sont plus exposés qu'auparavant. Depuis long-temps en effet les exsudations, les transpirations cutanées, moyen curatif naturel, sont établies, le moindre froid peut les répercuter; alors la conjonctive, la sclérotique s'enflamment, des ulcères se creusent dans la cornée, les humeurs de l'œil se troublent, des sécrétions purulentes s'écoulent entre les paupières. Rappelez la transpiration par des fumigations, des bains de vapeur ; couvrez l'enfant de flanelle ; donnez-lui à boire des infusions sudorifiques (violette, bardanne, sureau) ; appliquez des sangsues derrière les oreilles, un vésicatoire à la nuque ; aidez ces moyens par des purgatifs ; couvrez les yeux pendant les paroxysmes, diminuez l'éclat du jour, et retranchez de la nouriture.

Lorsque l'enfant a atteint l'âge de sept ou huit ans, ne le laissez jamais s'occuper de jeux qui nécessitent une application constante de la vue, ne le fatiguez point en lui apprenant encore à lire, ou à travailler, à écrire, qu'il exerce son corps et ses yeux en même temps ; qu'il apprenne à lancer des balles pour mieux assurer son coup d'œil, à tirer de l'arc, etc.

Ce n'est, à notre avis, que vers l'âge de douze ans que l'enfant est apte du cerveau à comparer, à juger, à apprendre enfin quelque chose. Dans ses premières années et quand il ne peut encore marcher, on doit porter l'enfant vers les objets vers lesquels il tend les mains, afin de lui faire approximer les distances.

La première chose qu'on doive faire quand un enfant accuse UNE VIVE DOULEUR dans les yeux, quelle que soit la cause, c'est de lui appliquer des sangsues derrière les oreilles en nombre mesuré à son âge, en attendant qu'on puisse appeler un médecin et de lui faire prendre des bains de pied irritants en l'astreignant à la diète.

On maintient la santé des yeux par un régime sobre, un exercice modéré de la vue, en ayant soin de les laver matin et soir avec une éponge molle, imbibée d'eau à la température ordinaire, aiguisée légèrement d'eau de Cologne, d'essence de thym, de lavande, etc., en évitant de brusquer les mouvements de l'iris par le passage trop prompt d'un lieu sombre au soleil, à une vive lumière et *vice versâ*, de surexciter la rétine par un travail trop assidu et fatiguant, en ne s'obstinant point à supporter des lumières dont l'éclat fatigue, on doit éviter de coucher dans des appartements inaccessibles au jour, dans des alcôves peu aérées, ouvrir avec ménagement les volets le matin, s'essuyer les yeux après le sommeil.

Les personnes qui veulent se prémunir contre tout accident doivent s'habituer à abaisser jusque sur les paupières, le mouchoir dont elles se couvrent la tête, les militaires dans la vie des camps, doivent surtout s'astreindre à cette précaution, la maladie qu'on a appelée *ophthalmie d'Égypte*, ces cas nombreux de cécité qui se présentent chez nos soldats de l'armée d'Afrique, ne proviennent que de l'action de l'air de la nuit sur les yeux des personnes qui dorment *sub dio*, sans s'entourer de ces soins.

Quelle est la personne dont les yeux ne sont pas fatigués et sensibles, après avoir veillé une partie de la nuit ? Qui n'en éprouve des douleurs plus ou moins vives, un sentiment de cuisson et de pesanteur dans les paupières, un trouble de la vue enfin ? on doit dans ces circonstances se priver un peu de nourriture, faire usage de bains de pieds irritants, appliquer de temps en temps de l'eau froide sur les paupières.

Ne permettez jamais à un enfant de fixer des flammes trop vives, de considérer et ne considérez jamais une éclipse de soleil ; en voyageant par le soleil brûlant de l'été, prémunissez vos yeux par un large chapeau, des lunettes légèrement colorées (conserves).

Toute personne dont le père ou la mère ou les grands parents sont morts aveugles, ou ont été dans leur vieillesse menacés de cécité, doit être continuellement sur ses gardes.

Avant de choisir un état pour votre enfant, étudiez ses yeux, examinez quelle en est la constitution, assurez-vous de la force de l'un et de l'autre, en a-t-il souffert dans ses premières années, a-t-il été sujet à des ophthalmies? a-t-il conservé de la sensibilité ? préférez une condition où il ait moins besoin de fatiguer sa vue.

Il n'y a point d'habitude plus mauvaise que de se laver le matin à l'eau froide, en sortant du lit, et de commencer par ouvrir les fenêtres, la répercussion de la transpiration générale est telle et si abondante que l'on éprouve presque instantanément le besoin de rendre les urines. Que si n'importe par quelle cause, une des membranes qui forment le globe oculaire, se trouve sous l'influence d'une irritation, cette irritation est surexcitée aussitôt.

Les personnes qui accusent la prédominance sanguine, les enfants surtout doivent, pendant le sommeil avoir la tête élevée; c'est une excellente habitude que de couvrir davantage les pieds.

On doit suspendre tout travail des yeux après

les repas, ne point s'y livrer trop longtemps dans la même position ; il vaut mieux travailler tantôt assis et tantôt debout ; rien ne nuit au développement du corps des enfants myopes comme d'être assis toute la journée ou une partie de la journée, penchés sur une table ; cette position fatigue la poitrine, nuit à l'estomac, altère la circulation, et fait contracter des positions vicieuses ; aussi marchent-ils courbés et les épaules voûtées ; il y a des jeunes gens, des femmes, des personnes âgées même qui passent une partie de la nuit à lire à l'obscurité douteuse d'une lumière, des ouvriers ou des ouvrières que leur état oblige à une application constante aux lumières, des acteurs dont la rampe du théâtre use les yeux, des artistes qui gravent jour et nuit une loupe sous les yeux, etc. Heureux ceux qui résistent à de tels travaux ! en vain ils modèrent et colorent la lumière ; pour peu que leurs yeux aient des dispositions morbides naturelles, ils sont bien assurés de perdre un jour la vue.

Toute fatigue des yeux cesse par le repos, tout exercice modéré est un bien, tout abus peut produire une maladie. Quiconque résiste à la fatigue des yeux, au trouble de la vue, au larmoiement, à l'impression désagréable de la lumière vive, à la chaleur du globe oculaire, à la démangeaison et à la rougeur du bord libre des paupières, passe

sans s'en douter à *l'état malade*. La maladie commence là où ne cessent pas par le repos les sensations douloureuses.

CHAPITRE XXVII.

Conseils aux personnes menacées de cécité.

Toute personne dont la vue se trouble, s'altère ou s'éteint insensiblement est menacée d'une amaurose ou d'une cataracte (1).

L'amaurose est la perte de la vue par suite des altérations des parties nerveuses de l'œil, la rétine, l e nerf optique ou le cerveau.

La *cataracte* est l'altération de la transparence du cristallin ou de la membrane et de l'humeur qui l'entourent.

Le trouble de la vue précède en général le développement de ces maladies; mais il est des symptômes qui acompagnent spécialement les maladies de la rétine, du nerf optique, du cerveau, celles du cristallin ou de ses annexes; symptômes éprouvés par le malade ou que le médecin peut reconnaître

(1) Nos principes sont à la portée de tous : les gens du monde n'ont besoin pour les comprendre que de savoir quelles sont les membranes et humeurs du globe oculaire, or rien de plus facile : qu'on se procure un œil de bœuf : des membranes qui en forment l'enveloppe, la plus petite , celle qui forme le *verre de montre* est la cornée, l'autre la sclérotique : coupez circulairement la cornée l'humeur aqueuse s'échappe et vous voyez la fente de l'iris ou la pupille; le cristallin dessous et sous le cristallin l'humeur vitrée, puis dessous la rétine, sous cette membrane la choroïde, puis enfin la sclérotique.

parce qu'ils ne sont que le produit des altérations des diverses parties qui entrent dans la composition du globe oculaire.

La rétine s'altère parce que les nerfs qui se distribuent dans cette membrane s'irritent et s'enflamment ; parce que le sang se porte avec trop d'abondance dans les vaisseaux artériels qui s'y distribuent, ou parce que les nerfs de la rétine perdent peu à peu leur sensibilité, et sont affectés de paralysie.

Lorsque l'irritation ou l'inflammation des parties nerveuses de la rétine se déclare primitivement, c'est-à-dire dans les circonstances où le malade n'éprouvait auparavant aucune sensation douloureuse, l'œil devient sensible à la lumière, (photophobie) puis peu après il se déclare des photopsies, des éclairs, des points embrasés, des traînées de feux ; le malade éprouve une augmentation de chaleur dans le globe oculaire, des douleurs vives, aiguës, continues ou intermittentes, lancinantes ; il semble qu'on lui donne des coups de canif dans les yeux. La lumière exaspère les symptômes, il ne peut rester qu'à l'obscurité. Cette affection met quelquefois plusieurs années à revêtir les caractères d'intensité que nous décrivons ; ce n'est souvent qu'une simple photophobie que le malade éprouve pendant longtemps ; la plupart des personnes obligées de se protéger au soleil et au spectacle au moyen de lunettes vertes, sont affectées d'un premier degré d'irritation de la rétine ; si elles éprouvent des *photopsies*, la maladie négligée entraîne ordinairement la cécité. Les personnes qui s'exposent sans précautions à une lumière éblouissante, qui passent subitement d'un lieu sombre au soleil peuvent contracter une maladie nerveuse de la rétine qui, en peu de temps, aquiert souvent toute son intensité et se termine même par une cécité complète ; c'est cette affection que nous avons désignée sous le nom de névralgies de la rétine.

Lorsque l'afflux trop considérable du sang dans les artères qui se distribuent à la rétine est la cause de l'inflammation de cette membrane, le malade éprouve la sensation des battements artériels dans l'œil, aux paupières, aux sourcils, aux tempes quelquefois ; il lui semble que le globe de l'œil est gonflé, pesant, qu'il tend à sortir de l'orbite, la vue se trouble par intervalles ; un brouillard voile momentanément les objets. Ces symptômes redoublent d'intensité après les repas, après un excès surtout, la colère, la fatigue, etc.

Si l'affaiblissement de la sensibilité nerveuse est la cause de l'altération de la vue, le malade n'éprouve aucune douleur ; mais sa vue se perd peu à peu ; il voit moins de jour en jour.

Après s'être développées de la manière que nous

avons décrite, les deux premières causes de l'inflammation rétinienne se compliquent par l'effet
des altérations diverses qu'elles produisent dans
les autres membranes de l'œil, et par suite dans
les humeurs, de divers autres symptômes ; ainsi les
malades voient voltiger des espèces de mouches,
de fils, de toiles d'araignées, certains objets leur paraissent multipliés ; ils n'en voient souvent qu'une
partie ; ils les aperçoivent colorés diversement,
plus ou moins saillants, irréguliers, renversés, etc.

Dans l'affaiblissement nerveux de la rétine, les
malades recherchent la lumière vive, le soleil, le
grand jour, ils voient moins ou cessent de voir
dans l'obscurité.

Après l'exposé de ces symptômes, il est facile de
reconnaître, même sans être médecin, à quoi il
faut attribuer, quelles sont les causes organiques, locales du trouble ou de l'altération de la
vue, exempte de toute complication du globe oculaire.

De toutes les affections, la plus grave est la dernière, bien qu'au début il soit possible d'en ob-
tenir la guérison ; cependant les affections nerveuses, sanguines ou paralytiques de la rétine sont
dans la majorité des cas dépendantes de maladies
semblables du cerveau, du nerf optique ou des
autres organes de l'économie ; dans cette hypothèse, les symptômes, les signes morbides qui

caractérisent les maladies primitives ont précédé,
et de longtemps souvent, l'apparition de ceux que
nous avons exposés et qui sont relatifs à la rétine
altérée ; la rétinite ou l'inflammation des parties
nerveuses qui se distribuent à la rétine, affecte
de préférence des personnes nerveuses, mai-
gres, pâles, irritables, sujettes aux névralgies
(les femmes plutôt que les hommes), affectées
de maux de têtes intermittents, de douleurs
cérébrales vives, aiguës ; lancinantes, déchirantes ; si l'inflammation de la rétine est due à un
afflux trop considérable de sang qui, des divisions artérielles de la tête, se porte à celles de la
rétine, elle affecte de préférence des personnes
à la constitution sanguine, aux prédispositions
apoplectiques, qui ont les artères très développées,
la tête volumineuse, le cou court, la face rouge
et injectée, qui ont éprouvé depuis quelque temps
des douleurs de tête accompagnées de la sensation
des battements des artères du cerveau, des étourdissements, des fourmillements dans les membres,
etc., etc.

L'affaiblissement de la sensibilité nerveuse de
la rétine qui dépend de l'affaiblissement du cerveau, se déclare chez des personnes épuisées, chez
des vieillards faibles, débiles, émaciés, chez
lesquels les sens sont émoussés, qui enten-

dent avec peine, dont la memoire se perd, etc.

Ces maladies de la rétine peuvent aussi dépendre des affections des divers organes de l'économie : on les appelle rétinites sympathiques.

Il est de ces affections de la rétine qui sont déterminées par les mêmes causes qui produisent toute autre maladie ; ainsi les rhumatismes, la goutte, la gale, la syphilis, les scrofules, le scorbut, peuvent altérer d'une manière primitive ou secondaire la rétine ; de même certaines fièvres éruptives, la rougeole, la petite vérole ; la suspension d'une évacuation habituelle, des hémorrhoïdes, qu'il ne faut jamais guérir, MÊME PAR DES REMÈDES APPROUVÉS, des menstrues, l'omission d'une saignée habituelle, etc., etc., causes auxquelles est facile de remonter et que le malade ne doit pas négliger d'accuser au médecin.

Il est bon que le malade ne néglige rien dès le début des affections de la rétine, afin d'en procurer la guérison, avant même qu'il y ait affaiblissement de la vue ou *amblyopie;* car si les rétinites guérissent quelquefois par les seules forces de la nature, ce sont des cas qu'on peut appeler exceptionnels, et il faut pour cela que l'affection n'ait duré que très peu de temps ; il est urgent que le malade ne diffère plus s'il en est venu au point de ne plus pouvoir distinguer de ses yeux ou de son œil, car l'un est toujours plus gravement compromis que l'autre , certains objets, lire certains caractères, quelque petits qu'ils soient ; il est vrai qu'en s'aidant de verres qui multiplient la grosseur des objets, il les distinguera encore ; mais enfin dût-il s'aider d'un microscope, il arrivera à ne plus les voir, parce que les lunettes ne guérissent pas les maladies *quoi qu'on dise.*

Dès lors que le malade ne peut plus lire certains caractères, il existe une altération de la rétine, altération organique déjà grave qui ne peut se dissiper que par la destruction de la cause qui l'a produite et le rétablissement de cette membrane, son retour à son état primitif.

Là est le commencement, le point de départ d'une cécité qu'on peut prévenir encore, maladie qui négligée, expose le malade aux chagrins les plus amers, aux terreurs les plus fondées, craintes de tout moment, de tous les jours, de toutes les nuits ; *que le malade ne se flatte pas qu'un œil étant perdu, l'autre suffira à ses besoins; cette espérance est rationnelle, est fondée si la maladie est la suite d'un accident, d'un coup, d'une blessure ; elle ne l'est pas si elle dépend d'une cause interne, organique ou constitutionnelle.*

Est-il des moyens de prévenir la cécité, d'arrêter les progrès de l'amblyopie ou l'affaiblissement

graduel de la vue ? Sans doute, c'est de combattre les causes et de dissiper les symptômes. Y a
t-il des eaux, des collyres, des tisanes, des vésicatoires, des herbes, des poisons, des secrets, au
moyen desquels seuls on puisse parvenir à ces ré-
sultats? Aucun, et il ne peut y en avoir.

La guérison de ces maladies qui dépendent de
causes diverses et multipliées, étant le résultat du
rétablissement des fonctions des diverses parties
des divers tissus, non-seulement du globe oculaire, mais encore du cerveau souvent et des autres organes de l'économie, on peut bien attendre
de l'emploi d'une substance médicinale un effet
constant, continu, mais non plusieurs effets divers et souvent opposés ; cette substance possède-
t-elle une propriété tonique, stimulante ou réso-
lutive ? elle agira dans l'un ou l'autre sens seulement ; si la maladie est due à une congestion
du sang, qui du cerveau s'est propagée à la rétine ; à l'altération des principes qui constituent
le sang veineux; à l'affaiblissement de la sensibilité
nerveuse ; aux altérations des diverses membranes
du globe oculaire ; est-il rationnellement possible
d'espérer ces effets divers de l'emploi d'une ou de
plusieurs substances combinées ensemble ? Non.
mais, dira-t-on, on cite des exemples de personnes aveugles ou presque aveugles guéries par ces
préparations ; on cite même des malades qui gué-

rissent malgré les traitements les plus contraires
à ceux qui seraient indiqués. Sans doute, nous ne
disons pas que les divers médicaments prônés à
tort ou à raison, ne puissent guérir certaines maladies ; mais c'est que dans ces circonstances ils
se trouvent opportuns et indiqués, circonstances
infiniment rares ; ces mêmes moyens quand ils ne
réussissent pas, ce qui n'est pas rare, augmentent
ou compliquent les maladies. Nous avions donné
des soins à une dame de Nantes, Mme R. , pro-
priétaire, affectée de deux cataractes compliquées
de conjonctivite chronique ; cette dame avait parfaitement recouvré la vue ; elle voyait à lire et à
écrire sans se fatiguer ; seulement elle conservait
une rougeur considérable des bords libres des
paupières ; on lui vanta une eau miraculeuse
dont une simple application devait entièrement
dissiper cette rougeur ; elle en fit usage et devint
aveugle d'une violente ophthalmie en une seule
nuit.

*Que celui qui lit ces conseils en profite, s'il
est sage ; si quelqu'un vous dit : j'ai une eau, un
secret, pour vous rendre la vue, croyez qu'il
avance ce qu'il ignore, et qu'il ne croit pas ce
qu'il dit espérer ; si après avoir reconnu les causes de votre maladie, après avoir étudié son développement, ses symptômes, ses complications,
le médecin en qui vous placez votre confiance*

*vous procure du soulagement, si vous éprouvez
une amélioration toujours croissante, abandon-
nez-vous tout entier à lui, ne le contrariez en
rien, soumettez-vous à tout ce qu'il prescrira ; si
au contraire le mal reste stationnaire, si les remèdes ou les moyens curatifs éprouvés pendant
un certain temps déterminé, sont impuissants,
cessez ; l'art de guérir, est l'art, non pas de faire
des yeux, de créer des organes, mais de les rétablir dans leurs fonctions, quand cela est possible, et selon que cela est possible ; c'est pour cela
que la cure de l'amaurose est si difficile, si
rare, si lente, parce que le mal dure depuis plus
longtemps, et que les altérations sont plus
graves, plus invétérées.*

Le malade qui n'est point encore affecté d'amblyopie peut être sûrement guéri ; si l'amblyopie
est déclarée, la cure n'est pas moins possible encore dans la majorité des cas; si la cécité est complète, c'est au médecin à juger de la nature de
l'affection et des chances de succès qu'elle présente, que le malade qui, sous l'influence des
traitements auxquels on le soumet, éprouve une
amélioration toujours croissante, s'estime très
heureux et ne se plaigne pas du temps que la
cure nécessite ; *car c'est sa faute si la maladie est
devenue chronique et invétérée* ; les yeux s'altèrent
si difficilement et si lentement, qu'il faut fermer

l'oreille pour ne pas entendre la voix de la nature qui appelle du secours.

Lorsque le développement de la cataracte occasionne le trouble ou l'affaiblissement de la vue ou même l'amblyopie (alors que le malade ne peut plus lire certains caractères, par exemple), que l'on se garde bien de croire que la guérison ne puisse être *sûrement* obtenue, qu'il faille nécessairement attendre que la cécité soit complète, pour détruire avec le fer l'obstacle qui s'oppose à la vision. Que des gens étrangers à toute science médicale, et qui, par habitude, font prévaloir la main qui exécute sur l'intelligence qui devrait les éclairer, s'obstinent à nous présenter comme des novateurs impuissants, et prétendent que nous spéculons sur la crédulité publique : nous leur répondrons par le mépris : qu'ils continuent à persuader aux sots qu'il vaut mieux se laisser devenir aveugles, afin de mieux être guéris par leurs mille procédés chirurgicaux ; qu'ils sont de grands chirurgiens parce qu'ils opèrent et réussissent une fois sur dix à rendre un peu de vue aux malades et pour un peu de temps souvent ; qu'ils les entretiennent dans cette erreur le plus longtemps possible ; ils ont leurs raisons et leurs intérêts à le faire, surtout s'ils assurent le succès et donnent les revers. On nous a reproché de n'avoir point publié un assez grand nombre de cures. Qui donc tenons-nous à persuader, les médecins? nous avons ouvert des cours publics et gratuits. Les malades? ceux à qui nous donnons des soins voient mieux de jour en jour. Si nous citons les personnes, on nous blâme. Qu'on nous juge par nos ouvrages. Nous ne souffrirons point, ayant raison, qu'on nous calomnie lâchement. Nous le déclarons hautement : *oui, les personnes chez lesquelles vous avez imprimé et déclaré qu'il était impossible d'arrêter le développement des cataractes, peuvent être sûrement et parfaitement guéries par des moyens externes et internes;* celles qui sont aveugles, au moment même où vous les opérez, peuvent dans la majorité des cas, recouvrer plus de vue que votre opération chirurgicale, si elle réussit, ce que vous ne pouvez jamais assurer, n'en a jamais donné; commencez donc vous tous, hommes de science, médecins dignes de ce beau nom, commencez à appliquer ces principes au rétablissement des fonctions organiques; persuadez aux gens du monde que prévenir la cécité, c'est la guérir, et ne vous faites chirurgiens que contraints par cet axiôme : *quod medicina non curat, ignis aut ferrum sanat.*

Nous avons donné des soins à une personne de 78 ans, il y a trois mois, laquelle avait été opérée de l'œil gauche avec succès; depuis quatre ans l'œil droit s'était éteint peu à peu : ayant appli-

qué nos principes à la guérison de cet œil entièrement fermé par une cataracte capsulaire, cette
personne, après un mois, avait recouvré la vue au
point que l'œil gauche lui était devenu inutile,
qu'elle lisait parfaitement sans lunettes; nous
avons cinquante faits semblables à citer, que
nous réservons pour le besoin. Nous attendons
que l'Académie royale de Médecine veuille bien
nous accorder la faveur d'une communication à
ce sujet, et nous lui présenterons des malades
afin que la question puisse être définitivement ré-
solue.

Notre intention était de joindre à ce travail une série d'observations, désireux de leur imprimer un cachet d'authen-
ticité *irrécusable;* nous aurions été obligé de citer et les
noms et la demeure des malades, et les noms et la demeure
des oculistes qui leur avaient déjà donné leurs soins sans
succès, et les erreurs de diagnostic et de thérapeutique dans
lesquelles ils étaient tombés; cela eût pu être vrai: mais cela
eut été peu bienveillant; nous attendrons.

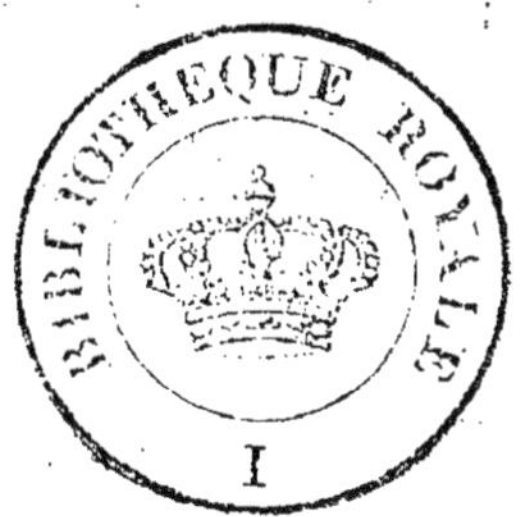

TABLE DES MATIÈRES.

www.ingramcontent.com/pod-product-compliance
Ingram Content Group UK Ltd.
Pitfield, Milton Keynes, MK11 3LW, UK
UKHW020823120726
13693UKWH00002B/440